结肠镜操作技术
柔性轴平衡缩短法

Colonoscopy Technique — Flexible and Balanced Shaft Shortening Method

主编 殷 泙 方盛泉 王振宜
主审 徐富星 周 嘉

上海科学技术出版社

图书在版编目(CIP)数据

结肠镜操作技术：柔性轴平衡缩短法 / 殷泙，方盛泉，王振宜主编. -- 上海：上海科学技术出版社，2025.3. -- ISBN 978-7-5478-7066-2

Ⅰ. R574.620.4

中国国家版本馆CIP数据核字第2025TC1956号

结肠镜操作技术：柔性轴平衡缩短法

主编 殷 泙 方盛泉 王振宜
主审 徐富星 周 嘉

上海世纪出版(集团)有限公司
上海科学技术出版社 出版、发行
(上海市闵行区号景路159弄A座9F–10F)
邮政编码 201101 www.sstp.cn
徐州绪权印刷有限公司印刷
开本 787×1092 1/16 印张 9.75
字数 180千字
2025年3月第1版 2025年3月第1次印刷
ISBN 978-7-5478-7066-2/R·3217
定价：158.00元

本书如有缺页、错装或坏损等严重质量问题，请向印刷厂联系调换

内容提要

大肠癌是全球最常见的恶性肿瘤之一，近年来我国大肠癌发病率呈攀升趋势。如果能通过大肠癌伺机性筛查及时发现早期病变并予以治疗，就可避免癌变的发生。结肠镜是目前大肠癌筛查的首选方式，但人群对结肠镜筛查的依从性不佳，不仅限制了大肠癌伺机性筛查的开展，而且影响到早期大肠癌的检出率。

结肠镜单人操作是比较难以掌握的技术，内镜医生的水平取决于操作仪器设备的熟练和巧妙程度，操作不当不仅给被检者带来痛苦，而且容易引发严重的并发症，甚至一些大肠癌高发人群一再拒绝结肠镜检查，以致延误病情。

本书针对不同解剖部位、不同困难群体、不同操作难点，从医工结合角度介绍了"柔性轴平衡缩短法"理论下的结肠镜操作技术，对提高操作者的施术技术和被检者的受术感受具有指导作用，除供各级内镜专业医师学习外，还可供从事消化专业的内科、外科和肛肠科等相关临床科室医师参考。

编委会名单

主　编

殷　泙　方盛泉　王振宜

主　审

徐富星　周　嘉

副主编

李　璟　彭海霞　吴　炯　沈永红　顾陈怿

编写人员

（按姓氏笔画排序）

王宏伟　上海中医药大学附属岳阳中西医结合医院
王振宜　上海中医药大学附属岳阳中西医结合医院
方盛泉　上海中医药大学附属岳阳中西医结合医院
方霜霜　上海中医药大学附属岳阳中西医结合医院
邓玉海　上海中医药大学附属岳阳中西医结合医院
田　君　上海中医药大学附属龙华医院天山分院
史　琲　上海中医药大学附属龙华医院
朱静怡　上海中医药大学附属岳阳中西医结合医院
朱德意　上海中医药大学附属岳阳中西医结合医院义乌医院

刘　敏	上海中医药大学附属岳阳中西医结合医院
闫秀丽	上海中医药大学附属岳阳中西医结合医院
汤　谨	上海中医药大学附属岳阳中西医结合医院
许丽亚	上海市虹口区江湾医院
孙　吉	上海中医药大学附属岳阳中西医结合医院
孙　波	上海中医药大学附属龙华医院
李　璟	上海中医药大学附属岳阳中西医结合医院
李富龙	上海中医药大学附属岳阳中西医结合医院
肖定洪	上海中医药大学附属龙华医院
肖梦姣	上海交通大学物理与天文学院
吴　炯	上海中医药大学附属岳阳中西医结合医院
何小刚	上海交通大学李政道研究所、上海交通大学物理与天文学院
沈永红	上海中医药大学附属岳阳中西医结合医院
金　伟	上海中医药大学附属岳阳中西医结合医院
周　赟	上海中医药大学附属岳阳中西医结合医院
周　璐	上海交通大学医学院附属同仁医院
郑沁薇	上海中医药大学附属岳阳中西医结合医院
赵震宇	上海中医药大学附属岳阳中西医结合医院
秦艺文	上海中医药大学附属岳阳中西医结合医院
顾陈怿	上海中医药大学附属岳阳中西医结合医院
殷　泙	上海中医药大学附属岳阳中西医结合医院
唐㛢旎	上海中医药大学附属曙光医院
黄　冰	上海中医药大学附属岳阳中西医结合医院义乌医院
彭海霞	上海交通大学医学院附属同仁医院
楼　怡	上海中医药大学附属岳阳中西医结合医院
褚以忞	上海交通大学医学院附属同仁医院
潘亚敏	上海中医药大学附属曙光医院

序 一

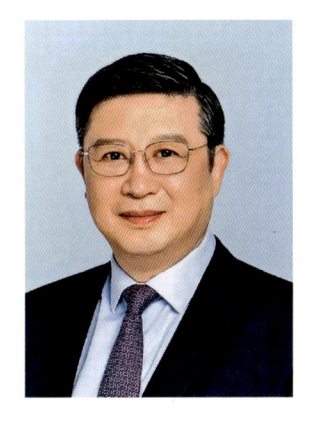

大肠癌是常见的恶性肿瘤,近年来在全球的发病率居第3位,死亡率居第2位。随着我国人民生活水平的提高、饮食结构的改变,大肠癌的发病率呈逐渐上升的趋势。结肠镜检查依然是发现和预防大肠癌最有效和最敏感的手段,是无可替代的金标准。

在我国,50岁以上人群接受结肠镜检查率不足15%。结肠镜检查的依从性尤其堪忧,特别是瘦小女性、严重肥胖、非固定结肠冗长和有腹部手术史(如粘连)等被检者,不愿承受结肠镜检查所带来的痛苦,明知肠道有问题,总是一拖再拖。

根据"健康中国"战略要求,实施医工交叉是我国医疗技术创新发展的必由之路,也是传统医学与现代医学焕发新活力的重要途径。上海中医药大学附属岳阳中西医结合医院重视医工交叉研究工作,与上海交通大学李政道研究所协作,对结肠镜单人操作所存在的诸多问题进行集中"会诊",在2015年首次提出"柔性轴平衡缩短法"的新理论和新技术,严格遵循安全、规范、有效和降低患者痛苦的原则,分别在多家基层医院普及、推广和应用该技术。通过"师带徒"形式,不断改进结肠镜单人操作技巧,临床实践与理论基础相结合,短期内大大降低了被检者的痛苦,并收到了良好的预期效果。

结肠镜在操作过程中,难免会机械刺激肠壁黏膜,引起肠蠕动亢进,影响观察视野和延长操作时间等。针刺可调节胃肠动力异常,其操作简单、起效迅速,既可避免胃肠解痉药物的不良反应、减轻受检者痛苦,又可节省医疗成本。

《结肠镜操作技术——柔性轴平衡缩短法》由上海中医药大学附属岳阳中西医结合医院殷泙等共同主编。本书阐述了单人操作技巧,对不同的操作手法加以分析并上升到理论,既回答了初学者的疑虑,又解答了熟练者的疑惑。

本书实用性强，有较高的应用价值，除可供各级内镜专业医师学习外，还可供从事消化专业的内科、外科和肛肠科等相关临床科室医师参考。我衷心希望本书的出版，有助于技术交流、人才培养和临床应用，有助于提高疑难结肠镜单人操作技术水平。故我愿意向广大读者推荐此书。

上海市中西医结合学会副会长

上海中医药大学附属岳阳中西医结合医院院长

周 嘉

2024 年 5 月

序 二

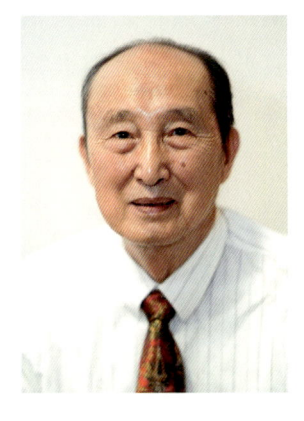

大肠癌是我国常见的恶性肿瘤,其发病率和死亡率分别居恶性肿瘤的第 6 位和第 5 位。大部分大肠癌源于腺瘤性息肉恶变,结肠镜筛检发现早期病变并予以治疗,可避免癌变发生。

自 20 世纪 70 年代结肠镜检查应用于我国临床,目前已成为大肠癌伺机性筛查的重要手段。结肠镜是一种侵入性检查和治疗手段,在没有相对固定手法的前提下,操作不当会给被检者造成不同程度的痛苦,以及有发生并发症的潜在风险。如何降低被检者的痛苦、安全有效地完成疑难结肠镜单人操作,是每位操作者所追求的技术境界。

20 世纪 90 年代初,殷泙主任开始学习结肠镜操作,经过长期临床实践和经验积累,将"轴保持短缩法"演变到"柔性轴平衡缩短法",并系统介绍了疑难结肠镜单人操作技术。该技术涉及非固定肠腔、平衡缩短、体位改变、腹部按压、辅助插管和气囊内镜等与物理现象之间的关系;分析了体质指数、术后粘连、肠蠕动亢进和肠管冗长等对结肠镜单人操作技术的影响;总结了非固定肠腔插管和解除肠袢技术等。

结肠镜检查是迄今最准确的大肠癌筛查方法,如何简便、安全和有效地开展常规或疑难单人操作技术,是各大医院(特别是基层医院)所面临的基本问题。近 5 年来,上海中医药大学附属岳阳中西医结合医院对从事内镜诊疗的医生进行手把手教学该技术,实践证实镜身旋拉—平衡—缩短操作,能有效地杜绝疑难结肠镜操作所引发的潜在并发症,回盲部插管成功率近乎 100%。既解决了初学者所面临的反向运动、插管困难和腹部疼痛等困惑,又解决了熟练者所面临的镜身偏离肠腔、肠管过度伸展和肠袢形成等困难。

本书作者通过对多年的临床实践、心得体会的归纳总结,全面地阐述了疑难单人操作方法的特点,以及在操作过程中所遇到的各种问题。不仅可以作为内镜专业各级医师的参考书，也可作为广大医院相关专业人员和医学生的教材。我深信广大读者必能从中获益，从而对我国结肠镜单人操作技术的发展起到推动作用。我真诚地向同道们推荐本书。

复旦大学附属华东医院教授

徐富星

2024 年 5 月

序 三

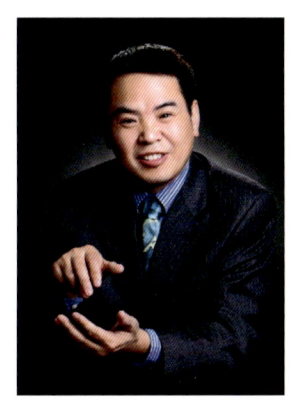
物理学的发展，无论是17到19世纪的经典物理，包括力学、热力学、电磁学和光学，还是20世纪的量子物理，包括放射性、激光等，都对医学上的诊断和治疗发展起到了极大的推动作用。从最基本的血压和温度的测量，到X线检查、三维CT成像、磁共振成像和其他放射检测，都包含了物理学的丰硕成果，是现代医学不可或缺的重要手段。

我在50岁以后被告知到了大肠癌发病率会明显上升的年龄，必须每5年做一次结肠镜检查。癌症的早期筛查发现并及时治疗是成本最低和对各方面影响最小的办法，大肠癌尤其如此。因为肠癌不是一朝一夕就形成的，它有个发展的过程，为此必须将它消灭在萌芽状态。我有位挚友，上海交通大学杰出的应用数学家，由于没有及时做肠镜检查，等肠癌发展到有症状时已经是晚期，50多岁就被肠癌夺去了生命，这一直是我心头之痛。

结肠镜作为一种内窥镜，是重要的医学物理仪器，它是1969年由两位美国纽约的医生威廉·沃尔夫（William Wolff）和新谷弘实（Hiromi Shinya）发明的。从20世纪70年代起，它在美国就成为常规检查工具，现在美国每年肠镜检查达1500万例，意味着5年中有20%以上的基数人口要筛查一次。半个世纪以来，结肠镜的使用一直被视为一项高难度技术。内镜医生的水平取决于掌握和操作仪器的熟练和巧妙程度。操作不当不仅给被检者带来痛苦，而且容易引发严重的并发症。结肠镜操作是一门由浅入深，技术不断优化的学问。初学者有初学者的难处，熟练者有熟练者的问题，带着各自的问题进行学习、积累并提高，能把结肠镜的使用逐渐历练成为一门高超的技艺。

本书是殷泙主任医师多年来临床实践和心得体会的归纳总结，是医工交叉融合的一项积极探索。医工交叉与转化有助于加强基础研究与临床之间的对话。当结肠镜单人操作技术与物理基础原理等不同学科相互碰撞时,在交叉创新的逻辑中诞生了新的"柔性轴平衡缩短"技术,答疑解惑了高龄、肥胖、消瘦、结肠冗长和肠粘连等操作难点。它通过理论分析详细地说明了肠壁摩擦强弱、协调旋拉镜身、平衡缩短肠环、弯曲程度大小、被动弯曲肠袢、拐杖现象形成、变换体位时机、助手按压腹部和反应性插镜术等结肠镜操作过程中的物理现象。

  本书不仅可作为从事内镜专业各级医师的参考,也可作为广大医院相关专业人员和医科学生的良好教材,更是医工交叉融合引领开辟新领域的范例。我强烈向相关读者推荐本书。

上海交通大学李政道研究所讲席教授
美国马里兰大学特聘教授
美国物理学会会士
季向东
2024 年 5 月

前　言

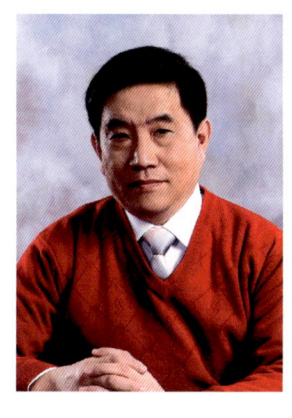我国大肠癌发病率和死亡率分别居恶性肿瘤的第6位和第5位。由于大肠癌缺乏特异性的临床表现，易被忽视，多数患者就诊时已是中晚期。

结肠镜检查是诊断大肠癌的金标准。如果能通过大肠癌伺机性筛查及时发现早期病变并予以治疗，就可避免癌变的发生。结肠镜不仅能明确病变性质，还可以切除腺瘤性息肉和早期恶性肿瘤等，是目前大肠癌筛查的首选方式。但人群对结肠镜筛查的依从性尤其堪忧，机械性刺激易引起肠缺血、痉挛和系膜牵拉等，临床表现为腹痛、腹胀、恶心和呕吐等症状，个别精神紧张和恐惧患者，不配合操作医生，易引发出血、穿孔和心肺意外等并发症，甚至一些被检者一再拒绝结肠镜检查，以致延误病情。这样不仅限制了大肠癌伺机性筛查的开展，而且影响到早期大肠癌的检出率。

结肠镜单人操作是比较难掌握的技术，肠镜不同于胃镜，每例操作的差别很大。为何结肠镜难以插到回盲部、通过横结肠出现反向运动和结肠镜操作时引起疼痛等，初学者常纠结于此，殊不知在这些疑问的背后有许多规律可循。尽管许多操作熟练者已积累了丰富的经验，但还会遇到困难进镜的诸多问题，诸如乙状结肠冗长、瘦小身材、严重肥胖、多发性憩室和有腹部手术史（如粘连）等；熟练者纠结的是软轴镜身通过连续弯曲肠管时，如何避免轴偏离肠腔、肠管伸展和肠襻形成等，殊不知这些疑问与物理现象之间存在一定的联系。

快速完成结肠镜插管，实现高水平诊疗和提高被检者满意度至关重要。我们根据人体解剖结构、柔性镜身轴特征和疑难操作技术难题，对10多位院内外内镜医师以"师带徒"方式进行"柔性轴旋拉—平衡—缩短"实践操作研究；同时与上海交通大学李政道研究所专家团队一起，展开结肠镜操作物理现象的理论探索，提出"柔性轴平衡缩短法"的新概念，分别在多家医院进行普及、推广，获得了良好的效果。

  本书的编写，承上海交通大学李政道研究所和物理与天文学院研究团队对结肠镜操作的物理现象给出解释和研究意见；承上海中医药大学附属岳阳中西医结合医院针麻团队对针刺镇痛和抑制肠蠕动等方面提供理论指导；承上海中医药大学附属岳阳中西医结合医院护理团队对结肠镜操作中腹部按压和体位变化等方面提出建设性意见，谨此致谢。

  本书旨在便于读者理解、实践和提高结肠镜技术。全书共 5 章，近 200 幅插图，适合从事结肠镜单人操作的各级内镜专业医师和临床医师阅读参考。由于编者水平有限，书中不足之处在所难免，祈广大读者批评指正。

殷 泙

2024 年 5 月

目 录

第一章 基础知识

第一节 结肠镜操作现状 …………………………………………………… 002
- 一、传统双人操作 …………………………………………………… 002
- 二、传统单人操作 …………………………………………………… 002
- 三、"柔性轴平衡缩短法"新概念 …………………………………… 003

第二节 大肠解剖与生理特征 …………………………………………… 006
- 一、盲肠(含阑尾) …………………………………………………… 007
- 二、升结肠 …………………………………………………………… 008
- 三、右结肠曲(肝曲) ………………………………………………… 008
- 四、横结肠 …………………………………………………………… 009
- 五、左结肠曲(脾曲) ………………………………………………… 009
- 六、降结肠 …………………………………………………………… 009
- 七、降乙结肠移行处 ………………………………………………… 009
- 八、乙状结肠 ………………………………………………………… 009
- 九、直乙结肠移行处 ………………………………………………… 010
- 十、直肠 ……………………………………………………………… 011
- 十一、肛管(含肛周皮肤) …………………………………………… 011

第三节　大肠血管与组织构筑 ·· 014
一、血管构筑 ··· 014
二、组织构筑 ··· 014

第四节　紧急内镜与腹腔投影 ·· 015
一、风险因素 ··· 015
二、体型胖瘦 ··· 015
三、体位改变 ··· 016

第二章
术前准备与评估
—— 017 ——

第一节　一般信息收集 ·· 018
一、通便状态 ··· 018
二、腹部状态 ··· 018
三、基础疾病 ··· 018
四、术前饮食 ··· 018
五、肠道准备 ··· 019

第二节　肠道清洁程度 ·· 020
一、准备极差 ··· 020
二、准备较差 ··· 020
三、准备较好 ··· 021
四、准备良好 ··· 021

第三节　相互沟通配合 ·· 022
一、内镜医生因素 ·· 023
二、被检者因素 ·· 024

第四节　胖瘦程度评估 ·· 024
一、低体质指数 ·· 025
二、高体质指数 ·· 025
三、脂肪组织分布 ·· 025

第五节　九分法与粘连 ········· 028
一、脏器投影 ········· 028
二、腹部粘连 ········· 028
三、产科手术 ········· 029
四、肠腔弯曲 ········· 029

第六节　控制肠道蠕动 ········· 030
一、药物减缓肠蠕动 ········· 030
二、非药物减缓肠蠕动 ········· 030

第七节　清醒肠镜操作 ········· 032
一、视觉模拟评分 ········· 032
二、针刺镇痛 ········· 033
三、二氧化碳镇痛 ········· 034

第八节　无痛结肠镜操作 ········· 035
一、布局与设备 ········· 035
二、麻醉前评估 ········· 035
三、常用麻醉药物 ········· 036
四、麻醉深度/复苏评估 ········· 037
五、麻醉实施中 ········· 038
六、相关并发症处理 ········· 038

第三章 操作技术与物理现象
039

第一节　肠壁摩擦强弱 ········· 042
一、旋拉镜身循腔 ········· 043
二、镜端帽的选用 ········· 044
三、控制肠腔注气 ········· 044

第二节　协调旋拉镜身 ········· 045
一、双手协调旋拉 ········· 045

二、旋拉平衡状态 …………………………………………………………… 047

第三节　半月皱襞状态 ……………………………………………………… 050
　　一、未缩短半月皱襞 ………………………………………………………… 050
　　二、半缩短半月皱襞 ………………………………………………………… 050
　　三、完整缩短半月皱襞 ……………………………………………………… 050

第四节　弯曲程度大小 ……………………………………………………… 052
　　一、曲率半径与内镜直径 …………………………………………………… 052
　　二、曲率半径与旋拉镜身 …………………………………………………… 053

第五节　复杂肠袢处理 ……………………………………………………… 053
　　一、肠袢形成基础 …………………………………………………………… 054
　　二、肠袢处理原则 …………………………………………………………… 055
　　三、肠袢处理技巧 …………………………………………………………… 055

第六节　形成拐杖现象 ……………………………………………………… 059
　　一、S-top 操作 ……………………………………………………………… 059
　　二、拐杖现象 ………………………………………………………………… 060
　　三、部位操作 ………………………………………………………………… 061

第七节　变换体位时机 ……………………………………………………… 062
　　一、左侧卧位 ………………………………………………………………… 062
　　二、仰卧位 …………………………………………………………………… 063
　　三、右侧卧位 ………………………………………………………………… 064
　　四、俯卧位 …………………………………………………………………… 065

第八节　助手按压腹部 ……………………………………………………… 066
　　一、乙状结肠 ………………………………………………………………… 066
　　二、脾曲 ……………………………………………………………………… 066
　　三、横结肠-肝曲 …………………………………………………………… 068
　　四、升结肠 …………………………………………………………………… 068
　　五、高体质指数 ……………………………………………………………… 069
　　六、低体质指数 ……………………………………………………………… 070

第九节　反应性插镜术 ·· 071
一、普通结肠镜 ··· 072
二、RIT 结肠镜 ·· 073
三、RIT 的综合应用 ·· 075
四、受力方向比较 ·· 078

第十节　辅助设施及其他方法 ···································· 080
一、选择结肠镜直径 ·· 080
二、镜端帽辅助结肠镜检查 ·································· 080
三、附送水装置 ·· 082
四、气囊套管辅助内镜 ······································ 085
五、AI 协助插镜 ··· 091
六、反向运动 ·· 091
七、结肠冗长症 ·· 092
八、虹吸现象 ·· 092
九、吸引旋拉缩短 ·· 093
十、肠腔固定支点 ·· 094

第四章　部位操作技巧
097

第一节　直肠操作 ··· 100
一、困难操作的原因 ·· 100
二、选择操作方法 ·· 100

第二节　乙状结肠操作 ··· 102
一、困难操作的原因 ·· 102
二、选择操作方法 ·· 104

第三节　降乙结肠移行处操作 ··································· 112
一、困难操作的原因 ·· 112
二、选择操作方法 ·· 112

第四节 脾曲至横结肠操作 …… 113
一、困难操作的原因 …… 113
二、选择操作方法 …… 113

第五节 横结肠操作 …… 115
一、困难操作的原因 …… 115
二、选择操作方法 …… 116

第六节 肝曲至升结肠操作 …… 116
一、困难操作的原因 …… 116
二、选择操作方法 …… 117

第七节 回肠末端操作 …… 120
一、困难操作的原因 …… 120
二、选择操作方法 …… 120

第五章 操作水平的评估
123

第一节 初级操作 …… 125
一、操作水平 …… 125
二、培训内容 …… 125

第二节 中级操作 …… 126
一、操作水平 …… 126
二、培训内容 …… 127

第三节 高级操作 …… 128
一、操作水平 …… 128
二、培训内容 …… 128

参考文献 …… 130

第一章

基础知识

第一节　结肠镜操作现状

结肠镜(colonoscopy)又称结肠镜检查,插镜方法大致分新谷的单人操作法(one-man method)和田岛的双人操作法(two-men method)两种,其中新谷(Shinya)的单人操作法包括缩短钩拉法(hooking the fold)、右旋缩短法(right turn shortening)和解除α袢(alpha loop)等操作技巧。

一、传统双人操作

20世纪70年代初期,复旦大学附属华东医院徐富星教授在国内率先开展纤维结肠镜双人操作法,并提出操作医生与配合助手共同完成循腔插镜、循腔滑镜、不断进退镜身、缩短肠腔和少注气多吸气等操作方法。双人操作法:操作医生的左手握持结肠镜操纵部,右手控制左、右(各160°)和上、下(各180°)角钮;配合助手的右手握持镜身进镜或退镜。缺点:① 配合助手随时听从操作医生的指令,在缺乏沟通的前提下插镜,镜身容易偏离肠腔,引发穿孔等并发症。② 操作医生误判肠腔行走方向和配合助手盲目插镜,引起肠腔过度伸展和肠袢形成,增加被检者的痛苦。

随着彩色电视和电子肠镜相继问世,在双人操作法中发挥作用,使操作医生与配合助手之间的操作更为默契,可及时纠正镜身偏离肠腔。缺点:① 操作医生利用左右、上下角钮,完成顺时针或逆时针进镜和推进,但速度明显慢于单人操作法。② 回馈传递信息同样慢于单人操作法。③ 解除肠粘连的弯曲或肠袢比较困难,无法判断肠袢形态,经常选择错误方式处理肠袢,引起腹腔内浆膜撕裂和出血等并发症。

二、传统单人操作

20世纪70年代后期,以Waye和Shinya为代表的结肠镜单人操作法被广泛应用于美国临床。1982年Waye医师访问我国,用熟练的技术成功完成结肠镜操作演示。当时国内因受各种客观因素的影响,单人操作法的推广一直处于停滞不前的状况。问题是:① 掌握单人操作的医生非常少,缺乏大规模推广和交流的基础。② 难度较大的单人操作,缺少积累经验的基础,无法在短时间内掌握操作技巧。③ 多数操作医生已沿用双人操作法的惯性,不愿将掌握不久的双人操作改为单人操作。

1997年日本工藤进英首次提出"轴保持短缩法"或称"保持轴线短缩法"单人操作法,该方法逐渐被各国内镜医生所接受。随着单人操作技术的日趋成熟,该法具有安全、简便、痛苦较小和抵达盲肠成功率高等优点。但遇到疑难的肠腔还存在某些技术问题,如腹部手术、盆腔手术(剖宫产、节育术、子宫切除术和卵巢切除术)等引起肠腔与肠腔、肠腔与腹壁之间粘连。在改变正常肠腔解剖位置和生理特征的基础上,传统单人操作法可能会给操作者带来一定困难。轴保持缩短法在处理严重肠粘连时,除了吸引肠腔内多余气体外,选择钩拉法、右侧旋转缩短法和快速进退/抖动法等方法,显然还存在诸多不足。

(一) 钩拉法

适合结肠镜通过非固定乙状结肠弯曲处,钩住黏膜皱襞向肛侧缘牵拉,使镜身保持直线状态,缩短半月皱襞之间的距离(图1-1)。如果通过结肠镜先端部钩拉黏膜皱襞的面积过小,易出现滑脱现象;如果钩拉黏膜皱襞的面积过大,易出现肠腔偏侧缩短;如果用力钩拉过多黏膜皱襞,易损伤肠黏膜而达不到预期效果。

(二) 右旋缩短法

适合解除腹侧α袢和逆背侧α袢(图1-2),但不适合解除背侧α袢、逆腹侧α袢和处理复杂性肠粘连。判断镜身是否偏离肠腔比较困难,易误判肠腔行走方向。

(三) 快速进退/抖动法

适合腹部术后非固定乙状结肠轻度肠腔扭曲(图1-3)。对形成肠袢或伴严重肠腔扭曲,快速进退/抖动镜身往往适得其反,加重被检者的不适感(如疼痛等)。

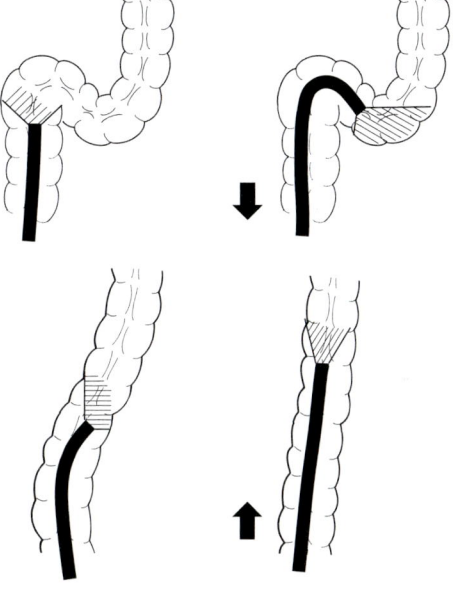

图1-1 钩拉法

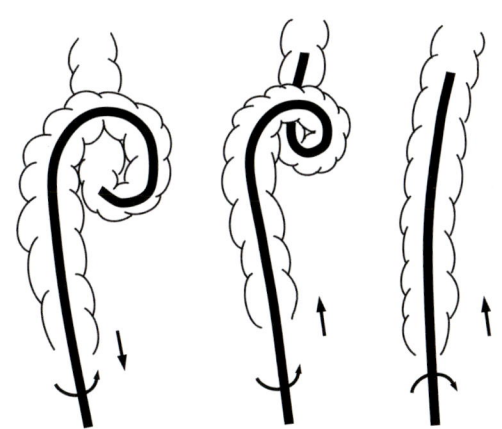

图1-2 右旋缩短法

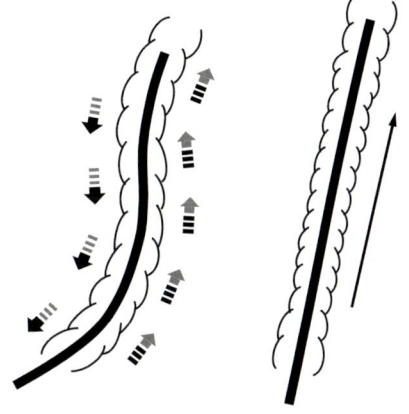

图1-3 快速进退/抖动法

三、"柔性轴平衡缩短法"新概念

判断镜身轴在肠腔内行走方向应选择以顺时针或逆时针旋拉为主的操作过程,称旋拉镜身轴;判别镜身轴在肠腔内的自由状态应选择顺时针(图1-4)或逆时针(图1-5)旋拉平衡为辅的操作过程,称平衡镜身轴。旋拉镜身轴,既能增加扭矩的传递,又能提高柔性镜身轴的柔韧性。力传导集中在镜身轴周围,难以传递到镜端(图1-6),结肠半月皱襞距离呈非缩短状态(图1-7),当顺时针或逆时针旋拉平衡柔性镜身轴后,力传导由镜身轴周围传递到镜端,结肠半月皱襞呈收缩状态,称缩短结肠距离(图1-8)。

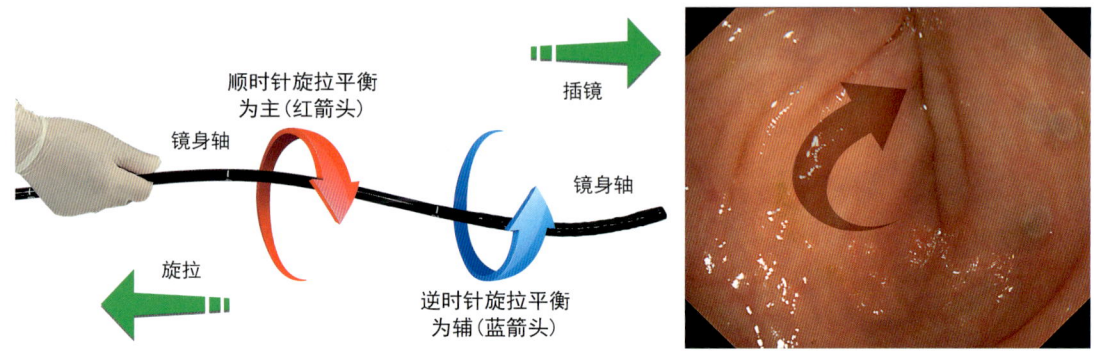

图1-4 顺时针旋拉平衡柔性镜身轴

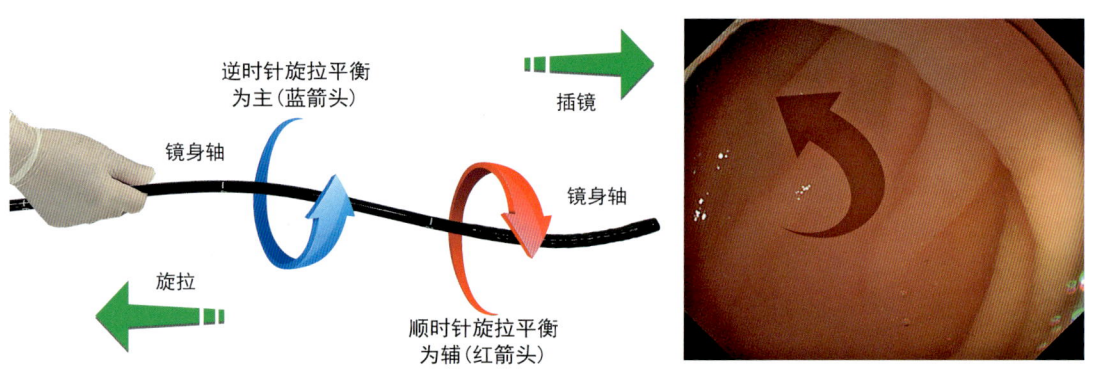

图1-5 逆时针旋拉平衡柔性镜身轴

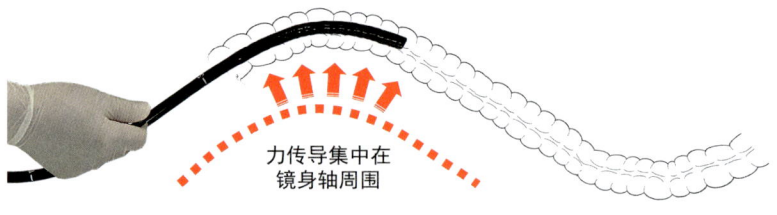

图1-6 力由镜身轴传导到镜端

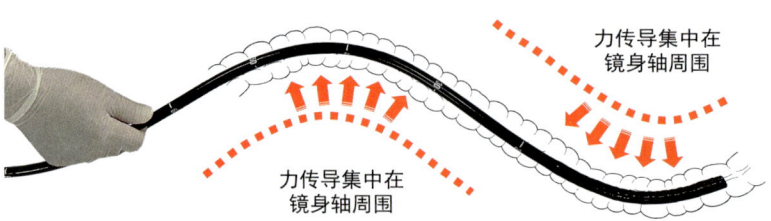

图1-7 结肠半月皱襞非缩短状态

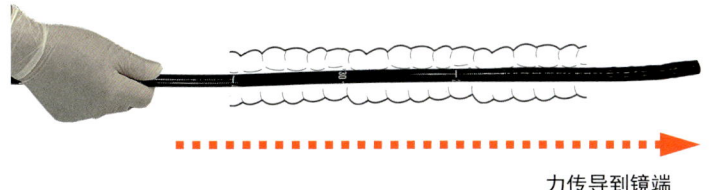

图 1-8 结肠半月皱襞缩短转台

根据结肠镜的结构特征,除操纵部外,插入部分包括柔性镜身轴(简称镜身)、被动弯曲、弯曲部和镜端(图 1-9)。① 设计被动弯曲,镜身轴周围力易顺利传导到镜端并形成自由状态,而未设计被动弯曲,力易集中在镜身轴周围并形成拐杖现象。② 顺时针和(或)逆时针旋拉平衡镜身轴不偏离肠腔,有利于缩短结肠半月皱襞之间的距离。③ 可变硬度设计可直接调节镜身轴的软硬度,避免镜身轴偏离肠腔。④ 被动弯曲接触受力肠壁黏膜时,自动适应肠壁形态并形成新的轮廓,肠腔由锐角变成钝角。⑤ 镜身在不同速度、角度和部位等条件下,在变形与承载*之间寻找新的平衡点起到力传导动能,保持镜身轴结构的稳定性。⑥ 在某种程度上调节和缩小力传导系统之间的误差,提高力传导的精确度。

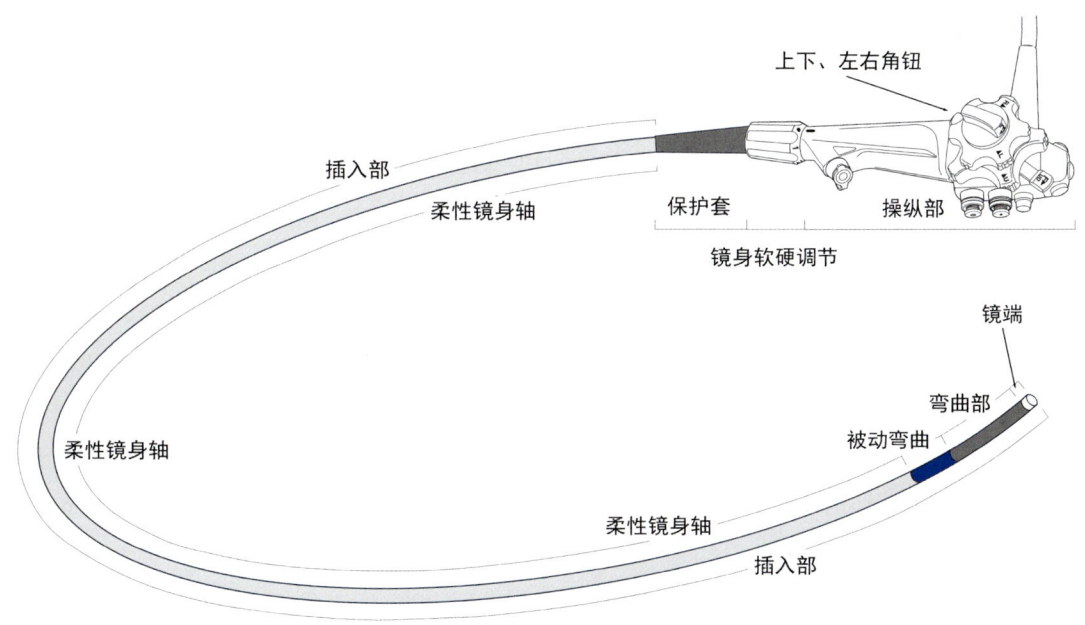

图 1-9 结肠镜设计结构

(一) 相关操作与物理现象

"柔性轴平衡缩短法"能有效地减少或增加镜身轴与肠壁黏膜之间的摩擦力,镜身轴不偏离肠腔,缩短非固定结肠半月皱襞距离,镜身轴通过弯曲肠腔时处于自由状态。根据

---

*柔性材料(变形)适合控制镜端弯曲方向与角度、旋拉平衡镜身轴,避免结肠镜与肠壁黏膜发生不必要的接触,增加摩擦力易损伤肠黏膜、造成出血或穿孔;结肠镜结构设计(承载)是利用自身结构变形,并降低肠壁承受外力。

被检者的个体差异,选择不同操作方式处理肠腔长度、行走方向和肠粘连等,并获得满意的效果。操作者应熟练掌握大肠解剖结构:① 如果镜身轴通过弯曲肠腔时有阻力感,说明镜身轴已偏离肠腔,应及时予以纠正。② 如果单向旋拉镜身轴有阻力感,说明镜身轴未达到平衡状态。③ 如果肠腔过度伸展或肠袢形成,说明解除肠袢不彻底或使用不正确的解袢方式。结肠镜与肠腔之间的关系:① 镜身轴与肠腔之间摩擦力的关系。② 力传导与受力肠壁之间的关系。③ 非固定与固定肠腔操作之间的关系。④ 低位乙状结肠顶端(top of sigmoid colon,S-top)与高位S-top之间的关系。⑤ 冗长与非冗长肠腔之间的关系。⑥ 拐杖现象与非拐杖现象之间的关系。⑦ 低体质指数(body mass index,BMI)与高BMI之间的关系。⑧ 腹部术后粘连与非粘连之间的关系等。

(二) 曲率半径与相关操作

非固定乙状结肠的走向千变万化,也是最难掌握的技术。在操作过程中,判断肠腔行走方向和弯曲程度非常重要,也是决定单人操作成败的关键。肠腔的曲率(curvature)和曲率半径(radius of curvature)随镜身轴运动的变化而变化,曲率半径既可以由小变大(曲率由大变小),也可以由大变小(曲率由小变大)。顺时针和(或)逆时针旋拉平衡镜身轴和缩短半月皱襞之间的距离,防止肠穿孔等并发症,提高插镜抵达回盲部的成功率几乎100%。在操作过程中,被检者的视觉模拟评分法(visual analogue scale,VAS)与曲率半径大小,以及增加或降低被检者插镜过程的痛苦有关。

第二节 大肠解剖与生理特征

从回肠末端到肛门,称大肠或结直肠,为全长约1.5 m的管腔脏器,大致分结肠和直肠。结直肠分盲肠(含阑尾)(cecum,C)、升结肠(ascending colon,A或AC)、横结肠(transverse colon,T或TC)、降结肠(descending colon,D或DC)、乙状结肠(sigmoid colon,S或SC)、直肠-腹膜反折上方(rectum-above the peritoneal reflection,Ra)、直肠-腹膜反折下方(rectum-below the peritoneal reflection,Rb)、上中下Houston瓣(upper,middle,lower valve of Houston)、肛管(perianorecrtal,P)和肛周皮肤(external skin,E)。升结肠与横结肠移行处,称右结肠曲(right colonic curvature),又称肝曲(hepatic flexure);横结肠与降结肠移行处,称左结肠曲(left colonic curvature),又称脾曲(splenic flexure),DC与SC移行处,称降乙状结肠移行处(sigmoid-descending junction,SDJ),直肠与乙状结肠移行处,称直乙结肠移行处(recto sigmoid junction,RSJ)(图1-10)。

结直肠吸收肠道内容物中的液体和盐分后,形成粪便。右下腹部从盲肠(包括阑尾)开始,向上到达右上腹部,在肝脏下方形成右结肠曲(肝曲),经横结肠到达左上腹部,在脾脏下方形成左结肠曲(脾曲),经降结肠向左下腹部推进,乙状结肠进入盆腔上部,直肠沿盆腔后壁下行到达肛管。回盲瓣上唇高度是盲肠与升结肠交界处,髂嵴高度

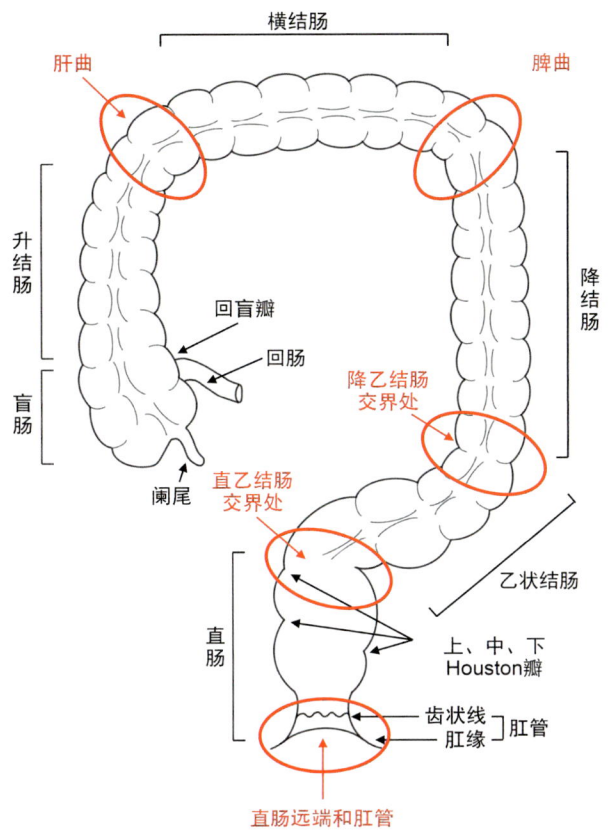

图 1-10 大肠分区

是降结肠与乙状结肠交界处。骶骨岬、弓状线、耻骨梳、耻骨结节、耻骨嵴和耻骨联合上缘共同连成环状界线,乙状结肠和直乙结肠(RS)在环状界线上缘(或称骨盆上口),直乙结肠(RS)和直肠上段(Ra)在环状界线下缘(或称第2骶骨下缘)。直肠上段(Ra)和直肠下段(Rb)以腹膜反折为界,相当中 Houston 瓣。直肠下段(Rb)和肛管边缘是耻骨直肠肌附着上缘,如果嘱被检者有意识收缩肛门,因受肛门外括约肌收缩使肛管变窄,口侧缘直肠下段(Rb)扩张。

一、盲肠(含阑尾)

盲肠是大肠的起始部,位于右髂窝内,向上肛侧缘与升结肠相连,向左侧开口与回肠末端(图1-11)相连。回盲瓣上唇至尾侧呈囊状结构,上、下两个半月皱襞称回盲瓣,回肠末端的环状平滑肌在回盲瓣处增厚,具有括约肌的功能,防止结肠内容物逆流至回肠末端。升结肠高度与回盲瓣上唇边界相等,下方见阑尾开口(图1-12)。结肠上接(口侧缘)盲肠,下接(肛侧缘)终末直肠,盲肠与直肠之间分为升结肠、横结肠、降结肠和乙状结肠,呈"M"形状包绕在空回肠外围。升结肠和降结肠位于腹膜内肠管,借腹膜固定在腹后壁,活动范围较小;横结肠和乙状结肠位于腹膜外肠管,借系膜连接于腹后壁,活动范围较大。

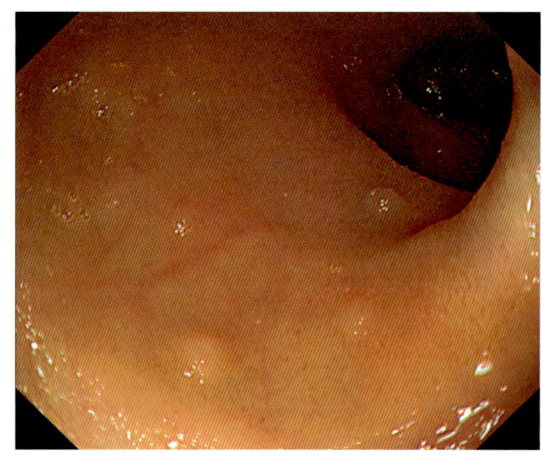
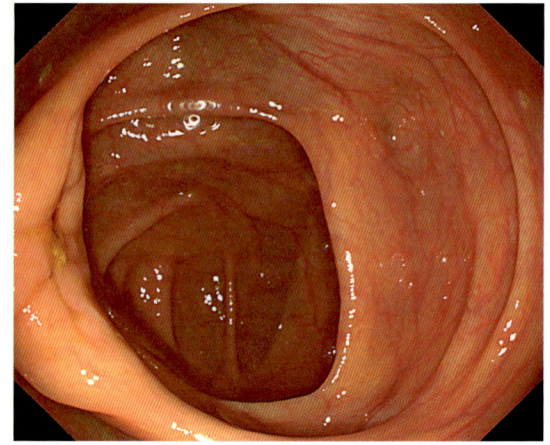

图 1-11　回肠末端　　　　　　　　图 1-12　盲肠(含阑尾)

二、升结肠

升结肠是盲肠延伸部分,位于右髂窝处,沿腹后壁的右侧至肝下向左弯形成结肠肝曲,并移行于横结肠,称升结肠。升结肠无系膜,背侧借结缔组织附贴于腹后壁,位置较固定,皱襞较深,内腔大,呈直线状(图 1-13)。

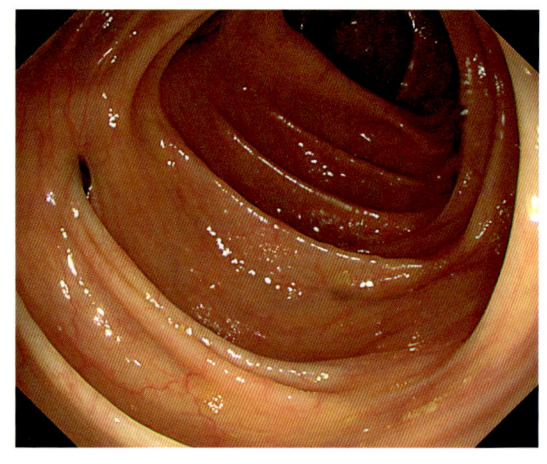
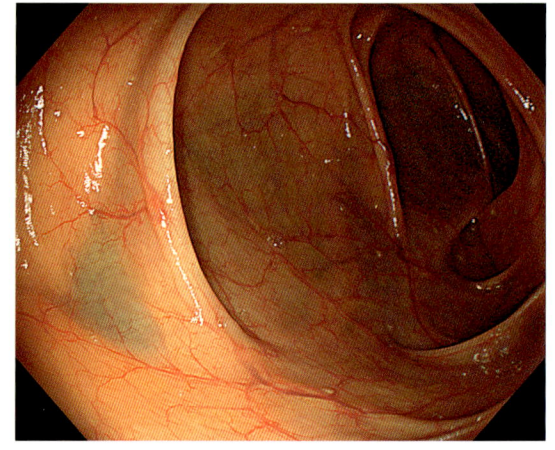

图 1-13　升结肠　　　　　　　　图 1-14　结肠肝曲

三、右结肠曲(肝曲)

在升结肠沿着腰方肌、右肾前方升到肝右叶下,转向左前下至横结肠。升结肠和横结肠交汇的转折弯曲处,位于肝脏的下方称结肠肝曲。升结肠是腹膜间位器官,非系膜,借助结缔组织固定于腹后壁,活动度较小(图 1-14)。结肠功能障碍性疾病多发在结肠肝曲,称肝曲综合征(如肠易激综合征等)。

四、横结肠

起始于结肠肝曲,横跨腹腔中部,在脾脏的附近弯下形成结肠脾曲,并移行于降结肠,称横结肠。腔内形似三角形,环状皱襞(图1-15)。横结肠全部被腹膜包裹,借横结肠系膜连于腹后壁,横结肠中部活动较大,中间部分下垂至脐上或低于脐下。

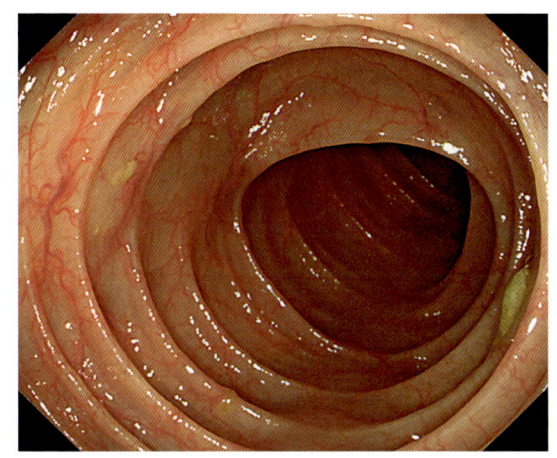

图1-15 横结肠

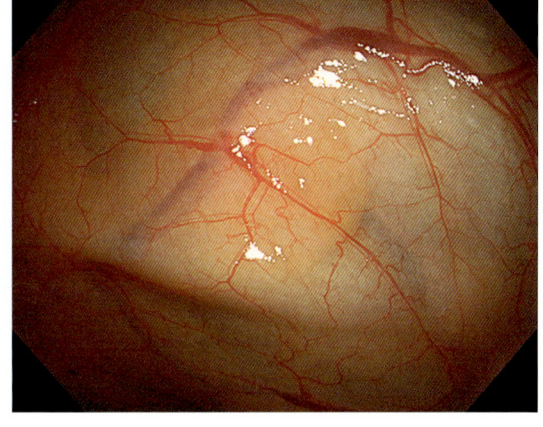

图1-16 结肠脾曲

五、左结肠曲(脾曲)

从降结肠至横结肠的转角,靠近脾脏,称结肠脾曲(图1-16)。不论是结肠脾曲还是结肠肝曲,都经过该弯道。在结肠镜检查过程中,部分被检者容易出现腹部不适感。

六、降结肠

起始于结肠脾曲,沿左侧腹后壁下降至左髂嵴降乙结肠移行处(SDJ),称降结肠(DC)。DC无系膜,借结缔组织附贴于腹后壁,位置较固定,腔内小呈直线状,活动范围较小(图1-17)。

七、降乙结肠移行处

降结肠(DC)与乙状结肠(SC)移行处,称降乙结肠移行处(SDJ),附着于肠系膜,游离程度很大(图1-18)。如果降乙结肠移行处呈锐角弯曲,难以辨认肠腔行走方向,继续插镜容易在高位S-top处形成拐杖现象。

八、乙状结肠

随着结肠镜应用于临床,内镜操作医生面临结肠镜较难通过的乙状结肠,其解剖结构具有特殊意义。全长呈"乙"字形弯曲,与降结肠相连部分,在左髂嵴对应部位至岬角高腰大肌处起自降结肠,沿左髂窝转入盆腔内移行至直肠,称乙状结肠(图1-19)。乙状结肠有两个弯曲:① 由起端向下至盆腔上口附近,腰大肌内侧缘转向内上方形成弯曲。② 在盆腔内,肠管向内上方越过髂总动脉分岔处,急转向下形成弯曲。通常带系膜的乙状结肠形成弯曲,位于骨盆入口处凸向第1或第2骶骨,或向右侧盆腔,约在第3骶骨水平处呈锐角弯曲。乙状结肠是直肠和降结肠之间的肠段,表面附着肠系膜,游离程度最大。成年人乙状结肠平均长度约40 cm,冗长乙状结肠长达84 cm(甚至更长),为此熟练掌握旋拉平衡镜身轴缩短法非常重要。

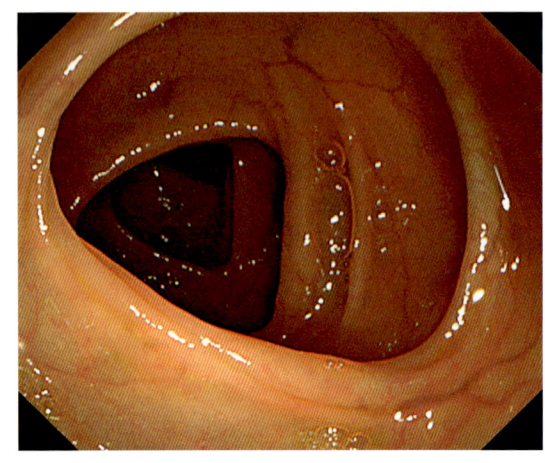

图1-17 降结肠

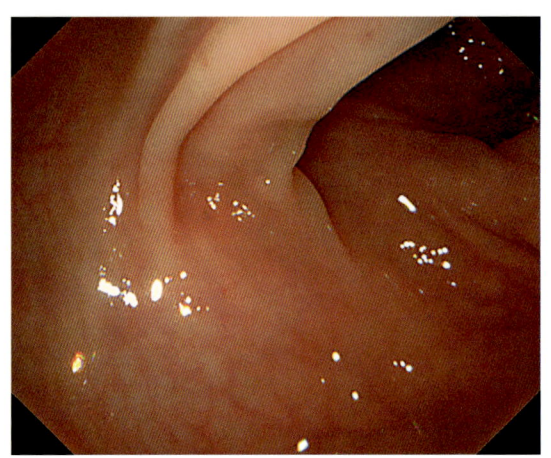

图1-18 降乙结肠移行处

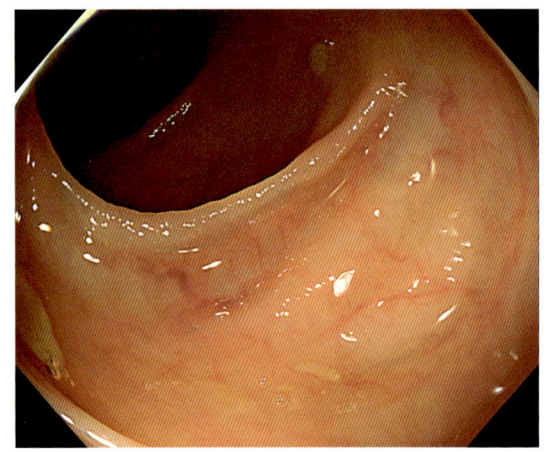

图1-19 乙状结肠

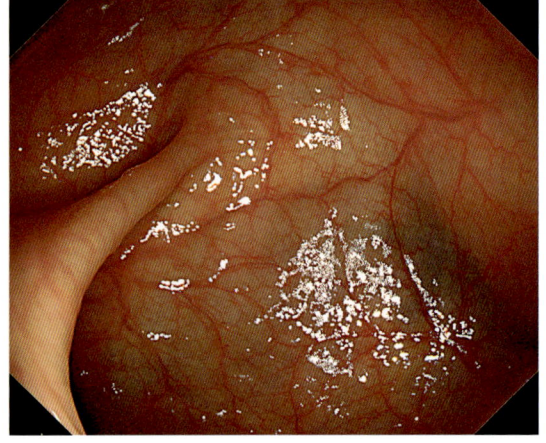

图1-20 直乙结肠移行处

九、直乙结肠移行处

直肠与乙状结肠移行处,称直乙结肠移行处(RSJ)。由于肠系膜变异很大,乙状结肠变异随之变大。直乙结肠交界处的高度与岬角至第2骶椎下缘平行。如果直乙结肠交界处弯曲呈锐角改变,在低位乙状结肠顶端(S-top)容易形成拐杖现象(图1-20)。

十、直肠

第 2 骶椎下缘高度至腹膜反折,称直肠-腹膜反折上方;腹膜反折至耻骨直肠肌附着边缘,称直肠-腹膜反折下方。直肠无结肠带、肠脂垂、结肠袋和完整肠系膜。直肠上段管径(口侧缘)与乙状结肠相同,向肛侧缘逐渐扩大,在肛提肌上方显著扩大,称壶腹部,通过盆膈处又明显缩窄。根据腹膜与直肠的关系,将直肠分为腹膜反折上方和腹膜反折下方(图 1-21)。男性前腹膜反折距肛缘 7~9 cm,女性前腹膜反折距肛缘 5~7.5 cm。直肠无半月皱襞,被上、中、下三个横向皱襞称 Houston 瓣或直肠皱襞所取代(图 1-22)。横向皱襞由轮状肌构成,但无纵行肌。中横向皱襞距肛缘 6~7 cm 右后壁,高出部分肛检能触诊,与腹膜反折基本一致,在 Ra 与 Rb 交界处。

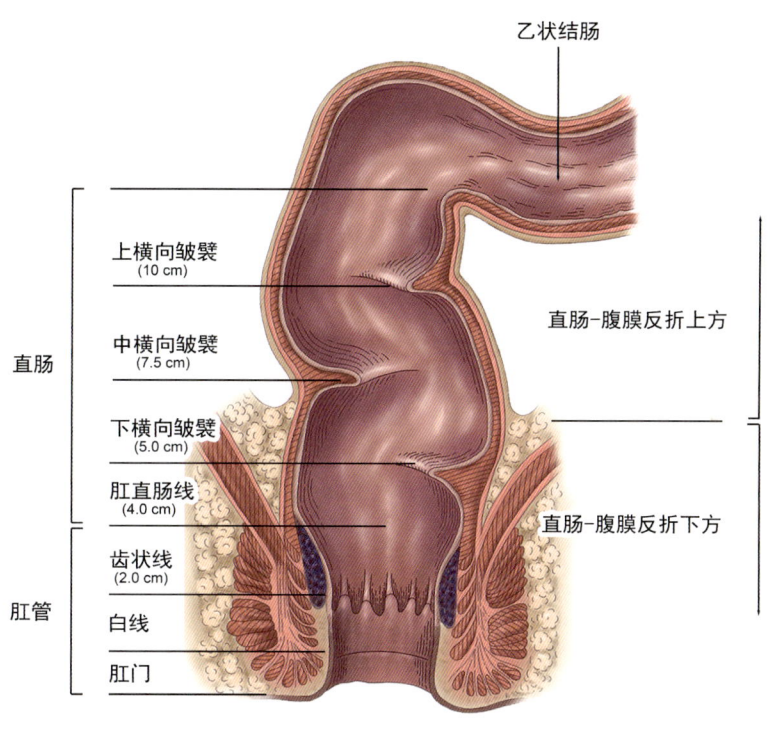

图 1-21　直肠与肛管局部解剖

十一、肛管(含肛周皮肤)

从耻骨直肠肌附上缘至肛门缘管状部,称肛管(含肛周皮肤)。结肠镜在直肠内反转观察肛管和齿状线(图 1-23),镜端帽正面观察肛管和齿状线(图 1-24)。识别齿状线环绕直肠,6~2 个向肛侧缘凸起,与口侧缘凸起数目一致。齿状线向肛侧缘凸起的距离与直肠柱有关,凸起部分长约 1.5 cm,在肛管上段黏膜形成 6~10 条纵行黏膜皱襞,称肛柱。直肠柱之间连以直肠窦及肛柱,形成黏膜与肛外皮肤连接的网状结构。有时肛柱形成乳头状突起,

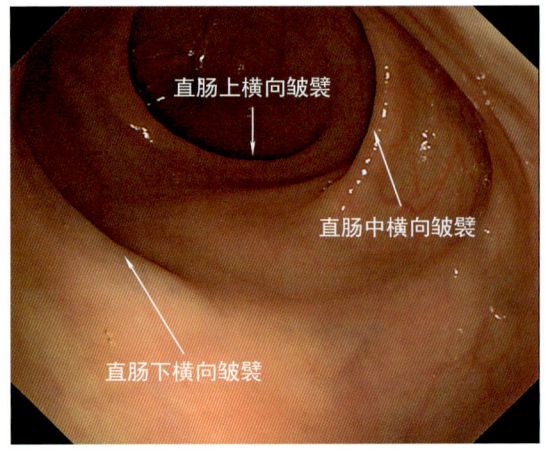

图1-22 直肠横向皱襞

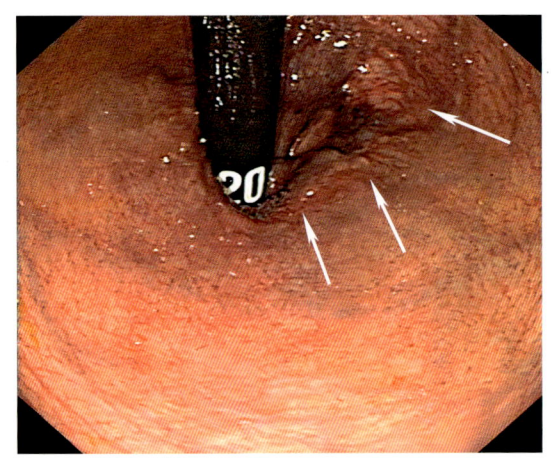

图1-23 直肠反转观察肛管

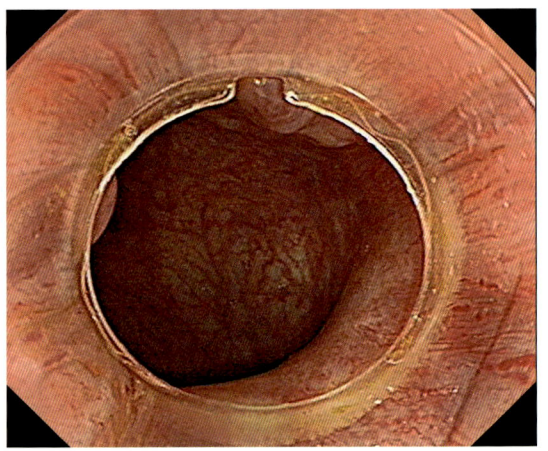

图1-24 透明帽下肛管正面观察

凸向肠腔称肛乳头。多数情况下肛乳头缺失。慢性感染和增生性病变,突出变得明显,外观像纤维性息肉,有时肛管向外脱垂。解剖上肛管起始于齿状线,并延伸到肛环或肛管外口或环状缘。结肠分右半结肠和左半结肠。血液学认为,结肠由肠系膜上动脉和下动脉供血,右半结肠包括盲肠至肝曲,左半结肠包括脾曲至乙状结肠;胚胎学认为,右半结肠起源于中肠,左半结肠起源于后部结肠。结肠至上部直肠表面被浆膜(腹膜、内脏浆膜)覆盖,内脏浆膜翻转延长时,与腹腔连续向腹侧浆膜转移,由翻转内脏浆膜双层形成膜样,称肠系膜。

结肠形态包括结肠带、结肠袋和肠脂垂。① 结肠带:纵肌层聚集增厚约等距离的三条纵带称结肠带,结肠带分系膜带、网膜带和独立带,盲肠、升结肠和横结肠的结肠带较明显,降结肠至乙状结肠的结肠带逐渐不明显,结肠交界处的结肠带消失于直肠纵肌。② 结肠袋:受结肠带张力的影响,在三条带之间形成大小不等的袋状凸起称结肠袋,袋与袋之间横沟处的环状肌层较发达,深陷于肠腔内,肠黏膜向腔内隆起,形成半月皱襞,称结肠半月袋。③ 脂肪垂:聚集在结肠的浆膜下脂肪内,带蒂被浆膜包裹,附着于结肠,是辨认结肠的标志；直肠没有肠脂垂，肠脂垂主要集中在乙状结肠和降结肠，肠管表面的独立带和网膜带的两侧，分布许多大小不等、形态不一的脂肪小凸起，称脂肪垂。

三条纵行结肠带沿结肠行走，缘于结肠外肌层，即纵行肌在结肠壁不均匀包绕，局部增厚明显，中、下段乙状结肠前后及侧方的结肠带会汇合成一条约 8 mm 宽的纵带。结肠带之间肠腔较薄，结肠带是与横结肠比邻关系所命名，结肠系膜带位于横结肠背部与横结肠系膜附着处，向中后方延续到升结肠和降结肠，结肠网膜带位于横结肠的腹侧面大网膜附着处，后侧方是升结肠和降结肠；游离结肠带不与任何网膜和系膜相联结，一般见于横结肠的下面、升结肠和降结肠的内侧。结肠表面见纵行肌集聚增厚，形成网膜带、系膜带和游离带。该三条结肠带穿越整个大肠，最后汇合在阑尾底部，但直肠未见结肠带。结肠镜可以观察肠腔内结肠带的形态改变（图 1 - 25）。三条结肠带的汇合处是阑尾根部及乙状结肠延续到直肠处。三条结肠带形成结肠的肌肉外衣，在近端直肠前后方发育得更强。

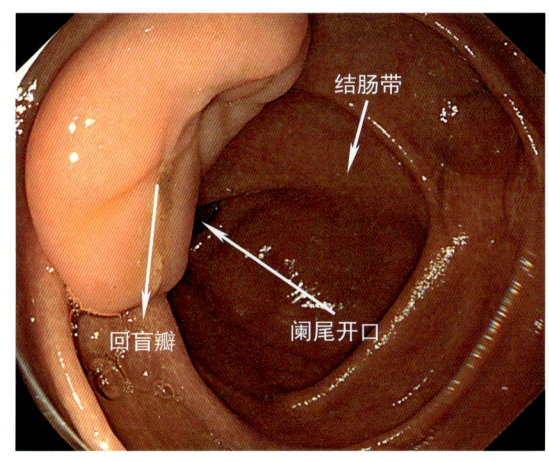

图 1 - 25　盲肠（结肠带）

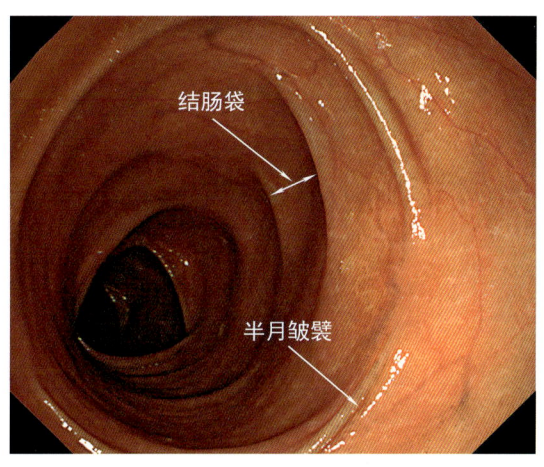

图 1 - 26　横结肠（半月皱襞和结肠袋）

结肠袋是结肠带与结肠带之间形成的囊状膨隆，收缩时引起长度不等的环状沟独立分隔。结肠袋的膨出程度取决于结肠带的收缩，收缩次数越多，结肠袋越明显，当结肠带完全处于松弛状态时，结肠袋随之消失。聚集在浆膜下的脂肪内，外观形似葡萄样脂肪垂，脂肪垂的大小随被检者营养状况而改变。升结肠和降结肠两排分布，横结肠仅有一排分布，主要沿游离结肠带分布，肥胖被检者的网膜脂肪垫非常厚。结肠外表面的结肠袋与结肠袋之间呈凹陷改变，形成半月形横行皱襞，称半月皱襞。半月皱襞之间的距离与结肠袋之间的距离相一致，有时会长一些，但不同于小肠环行皱襞。结肠半月皱襞含环状肌层组织，而小肠环形皱襞含黏膜和黏膜下层组织。结肠镜观察结肠袋收缩时，沿结肠长轴方向缩短；环状肌收缩时，外观肠壁呈波纹状收缩，收缩与收缩之间形成膨隆；收缩凸向肠腔内形成半月皱襞，皱襞与皱襞之间形成的隆起是结肠袋，升结肠至横结肠非常发达。肠镜观察时容易遗漏半月皱襞背面和深处结肠袋内的病变，必须引起重视（图 1 - 26）。含脂肪的浆膜小突起称肠脂垂，广泛分散在结肠带附近，盲肠缺乏和直肠无此结构，观察局部肠腔表现为脂肪瘤。

第三节　大肠血管与组织构筑

一、血管构筑

阑尾、盲肠和脾弯曲部血管来自肠系膜上动脉，降结肠至直肠血管来自肠系膜下动脉，部分直肠来自髂内动脉。近年来，肠系膜上动脉流向脾曲的副结肠中动脉引起人们的注意。在所有被检者中，约 1/3 被检者存在此动脉，是中结肠动脉的中枢，也是肠系膜上动脉的分支，供应脾曲，是在左半结肠手术时应注意的血管。

二、组织构筑

肠壁分黏膜固有层、黏膜肌层、黏膜下层、固有肌层、浆膜下层和浆膜。肠壁厚度 3～5 mm，根据部位和伸展状况不同，厚度也随之不同。黏膜层包括黏膜固有层和黏膜肌层。非浆膜部位是指固有肌层与相邻脏器边界联系，称外膜，外膜由脂肪、血管、纤维组织等结缔组织组成。

（一）黏膜固有层

由直线肠腺与血管和成纤维细胞（包括疏松结缔组织、神经纤维和炎症细胞）等构成，厚度 0.2～0.6 mm。

（二）黏膜肌层

由内环与外纵平滑肌构成。正常大肠 HE 染色无法识别 2 层黏膜肌层结构；持续慢性炎症黏膜有时可以显示 2 层黏膜肌层结构。

（三）黏膜下层

由血管、淋巴管和稀疏结缔组织（如神经、脂肪和成纤维细胞）组成，多见炎症细胞和继发性滤泡。Meissner 神经丛位于胃肠道黏膜下浅层（黏膜肌层下），Henle 神经丛位于胃肠道黏膜下深层（固有肌层上）。淋巴管比黏膜固有层丰富，起始隐窝深处黏膜肌层附近，在黏膜肌层下和固有肌层上形成淋巴管网。

（四）固有肌层

由内环和外纵双层平滑肌构成。内环肌厚度为 2～3 mm，外纵肌为 1 mm。部分结肠带外纵肌厚度为 2 倍左右，3 根结肠带的结肠肠系膜带最厚。Auerbach 神经丛（肌间神经丛）位于内环肌与外纵肌之间。

（五）浆膜下层和浆膜

浆膜下层的构成成分相同于黏膜下层，浆膜下存在浆膜弹性板。浆膜弹性板的破坏和消失，有助于判断癌浸润深度。

第四节 紧急内镜与腹腔投影

根据被检者的年龄增长、体型胖瘦、体位变换、腹肌紧张程度和内脏固定位置等个体差异,在扩大结肠镜操作适应证时,应采用谨慎态度对待高风险被检者的检查,有必要进行围手术期的风险管理。

一、风险因素

急性消化道(包括上消化道、下消化道、胆道和胰腺等)疾病,首选紧急内镜检查和治疗。由于急性消化道疾病的性质、患者年龄和致死率不同,风险也随之不同。65～74岁为准高龄被检者,75～89岁为高龄被检者,90岁以上为超高龄被检者。与非高龄被检者相比,高龄和超高龄被检者合并其他疾病的可能性非常高。一些高龄被检者很可能在术前不知道自身所合并的疾病,特别是痴呆症被检者其概率明显高于非高龄被检者。紧急内镜诊断与治疗前难于判断超高龄是否患痴呆症,多数陪同家属不知道被检者的既往史。在有条件的情况下,与经常就诊的医生取得联系,了解被检者的既往史和合并疾病,避免紧急内镜检查与治疗时可能发生的并发症。

迄今为止仍没有严重合并疾病的定义,但在紧急内镜诊断与治疗时,可能与复发致死的慢性疾病有关,如脑梗死、脑出血、支气管哮喘、慢性阻塞性肺疾病(chronic obstructive pulmonary disease,COPD)、心功能不全、心肌梗死、心绞痛、心律失常、动脉瘤和动脉夹层等。如果是病情稳定的被检者,常规内镜检查的风险非常低;如果是生命体征不稳定施行紧急内镜检查和治疗的被检者,合并的慢性疾病恶化和复发风险非常高。对非合并慢性疾病的被检者来说,即使生命体征发生变化也没有多大问题,但对合并严重慢性疾病的被检者来说,可能会导致病情复发或加重后果。对消化道出血进行紧急内镜检查与治疗时,应根据贫血程度和循环动态,通过补液和输血稳定生命体征,预防合并慢性疾病的复发,应考虑可能同时出现心脏和肾脏引起水肿的风险。被检者合并严重慢性疾病,即使少量出血也容易引起休克状态,随时做好抗休克的准备是很重要的环节之一。

临床上收缩压低于90 mmHg,称休克。休克的本质是无法向组织(细胞)内输送足够的血流。休克是组织灌注障碍的结果,组织的氧气需求和供给不平衡,细胞水平的低氧血症导致维持活体所需的细胞功能受到障碍,继而发展成全身水平的致命性症状。休克分出血性休克、心源性休克、血液分布异常性休克和闭塞性休克。休克不仅使血压下降,而且有引起多器官衰竭的风险,发生肝衰竭、肾衰竭、呼吸衰竭、呼吸障碍和心肺停止等比例非常高。

二、体型胖瘦

成年人腹肌较发达,内脏位置相对固定;老年人因腹肌和韧带松弛,常伴内脏下垂,以及结肠冗长等。高体质指数（body mass index，BMI）被检者，以矮胖型为主，膈肌、肝脏、盲肠和阑尾等内脏位置较高，胃趋于横位；低 BMI 被检者，以瘦长型为主，膈肌、肝脏、盲肠和阑尾等内脏位置较低。

三、体位改变

体位改变对腹腔内脏位置的影响：① 卧位时内脏上移，膈肌抬高。② 立位时内脏下移，膈肌降低。③ 心肺疾病被检者常因呼吸困难无法平卧，被迫取半卧位。④ 发育异常（如内脏反位）也会引起腹腔内脏位置有较大变化。

第二章

术前准备与评估

第一节 一般信息收集

一、通便状态

为了实施安全检查,事先应收集被检者的相关信息,确认排便次数、数量、粪便状况、颜色、有无便血或腹部症状等。慢性便秘包括机械性便秘、弛缓性便秘、痉挛性便秘和直肠性便秘,器质性便秘指肠内外病变引起肠腔狭窄和(或)功能障碍。临床上使用麻醉类药物、抗胆碱类药物、精神类药物、帕金森病治疗药物和神经节阻断药物等,应在肠道准备前停用这些药物,使用促进肠道蠕动药物,达到满意的肠道准备效果。

二、腹部状态

确认有无腹胀、腹痛、腹部不适感、腹部压痛、充盈或结块状等异常表现;预知肠道狭窄、梗阻性病变或气体潴留等异常表现;避免术前肠道准备时并发肠梗阻和肠穿孔,预先进行腹部 X 线、B 超和(或)CT 检查等。

三、基础疾病

确认有无进行腹部或肠道疾病药物治疗、内镜治疗或(和)手术治疗等;确认有无青光眼、前列腺肥大、心绞痛和心肌梗死等疾病,有无使用镇静、镇痛和解痉药物等禁忌证;确认有无脑梗死/出血、肾功能障碍、高血压、腹部手术史(如肠道粘连等)和过敏史,以及感染症如梅毒、B 型肝炎、C 型肝炎或获得性免疫缺陷综合征(acquired immune deficiency syndrome, AIDS)病史等;明确抗血栓药物的停药时间,药物的半衰期决定了术前停药时间,以及术后药物恢复时间;妊娠期间禁忌进行结肠镜诊疗,术前应确认女性被检者有无妊娠的可能性。

四、术前饮食

术前肠道预处理非常重要,对慢性便秘被检者在控制饮食的基础上加服泻药。低渣饮食是指纤维素含量低的食物,摄入后容易被消化吸收,不形成粪便残渣。流质食物是指液体状态、摄入即融化成液体的食物。术前 2 日开始摄入低渣流质或(和)半流质食物。① 术前 2 日摄入半量低渣食物(图 2-1)或术前摄入各类套餐,口服促进肠道蠕动等药物。② 如果被检者粪便内含较多残渣,会直接影响结肠镜检查的精度。③ 术前 1 日粪便内无食物残渣,避免摄入纤维素含量较高的食物(图 2-2),蔬菜(如芹菜、竹笋、菜梗等)、水果(如苹果、黑莓、芒果、橙子、梨、火龙果、猕猴桃和西瓜等)、其他食物(如蘑菇、豆类、海草、米糠、糙米、麦麸、燕麦、玉米、番薯、芋头、全麦制品等),以及不易消化的食物(如黑木耳、西红柿皮等)。

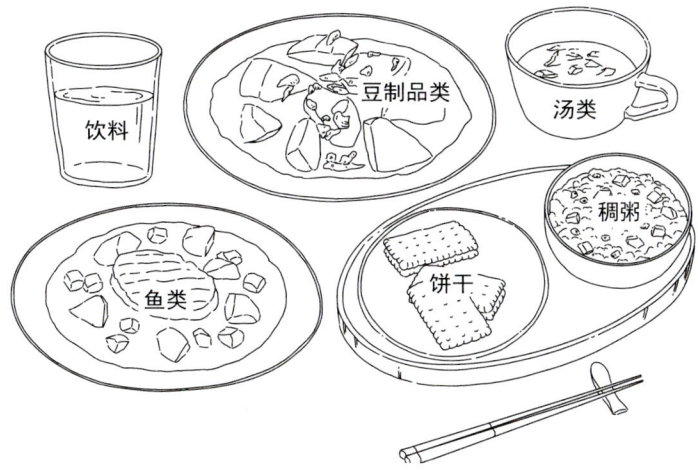

图 2-1 半量低残渣食物

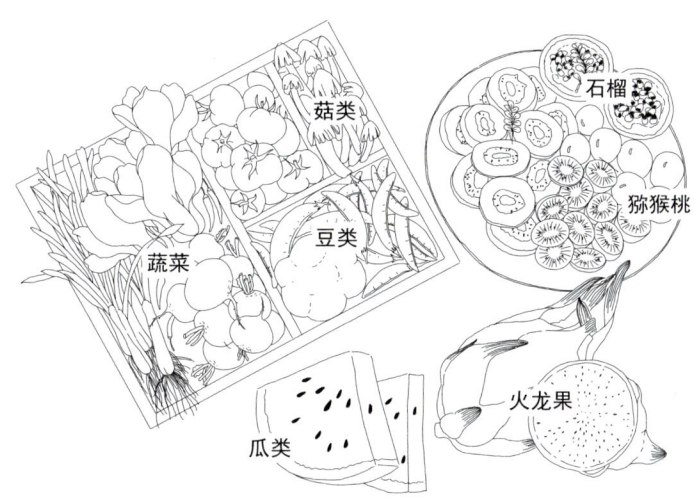

图 2-2 纤维素含量较高的食物

五、肠道准备

(一) 粪便评估

根据1997年布里斯托大便分类法：① 羊粪球状便：形似硬球，难以通过肛管。② 麻花状便：麻花状，但表面凹凸。③ 香肠状便：香肠状，但表面有裂痕。④ 香蕉状便：像香肠或蛇一样，表面很光滑。⑤ 棉花糖状便：断便光滑的柔软块状，容易通过肛管。⑥ 软稠状便：粗便蓬松块，糊状大便。⑦ 液态状便：水状，无固体块或完全呈液体状。羊粪球状便和麻花状便为便秘；香肠状便和香蕉状便为理想便形，香蕉状便为最容易排出的粪便；棉花糖状便、软稠状便和液态状便为腹泻，新生儿正常便为软稠状。根据粪便形状分类，对①或②粪便形状，应在检查前3日预先服用半量泻药，检查日按说明书要求再次服用全量泻药;对③、④或⑤粪便形状,应在检查日服用泻药,形状⑥、⑦检查前或术前1～3日无需服用泻药。

(二)泻药服用方法

1. 复方匹可硫酸钠(2袋/盒)　每袋倒入150 mL冷水中,搅拌2～3分钟后溶解。第一次服药:术前日19:00～21:00服用第一袋,睡前多次喝完1 500～2 000 mL澄清液体;第二次服药:术前4～6小时服用第二袋,多次喝完750 mL澄清液体。检查或手术前2小时禁饮。如果行无痛肠镜诊疗,应严格按麻醉常规要求操作,以免发生危险。

2. 复合泻药　① 术前日20:00服复方匹可硫酸钠,促进术前日服用肠道泻药后顺利排便。② 术前服用聚乙二醇(polyethylene glycol,PEG),每间隔5分钟服2杯聚乙二醇溶液(简称"溶液")和水,按此模式进行下一轮(服2杯溶液+1杯水),至粪便颜色为黄色透明为止;服药时尽量多走动,服药后40分钟左右开始排便4～6次(存在个体差异)。结果表明,聚乙二醇平均给药量为1 464 mL,完成预处理所需时间平均为100分钟左右,排便次数平均为5.7次,用这种方法可以在短时间内完成清洁肠道,残渣非常少。

3. 硫酸镁钠钾溶液　① 术前日18:00时,用水稀释的泻药(约500 mL)+水(约500 mL),在2小时内分次服完。② 术前4小时重复术前日18:00的服药方法。

第二节　肠道清洁程度

肠道准备是否合格,可通过评估洁白的抽水马桶内最后一次粪便性状确定。① 肠道准备极差:糊状粪便和残渣粪便。② 肠道准备较差:大量粪便残渣和少量粪便残渣。③ 肠道准备较好:少量粪便不伴残渣和不含粪便和残渣。④ 肠道准备良好:颜色较浅的粪水和半透明水样便。

一、准备极差

被检者未按医嘱时间服用泻药、未按粪便形状服用泻药量或服用泻药后呕吐。术前见大量糊状粪便(图2-3)和残渣粪便(图2-4),用水反复冲洗肠腔,仍见粪便残留,粪便残渣容易堵塞结肠镜的吸引管道,最终被迫终止结肠镜检查。肠腔积满糊状粪便及粪水,部分患者虽然能勉强通过乙状结肠或降结肠,但最终在横结肠或升结肠结束诊疗。

二、准备较差

粪便含大量残渣(图2-5)或少量残渣(图2-6),清水冲洗肠腔后,未见粪便残留,但无法冲洗和吸引残渣,一旦残渣堵塞结肠镜吸引管道,将被迫终止结肠镜诊疗。另外反复冲洗和吸引粪便及残渣,容易损伤肠黏膜,出血处容易掩盖病变表面微结构和导致微血管改变。

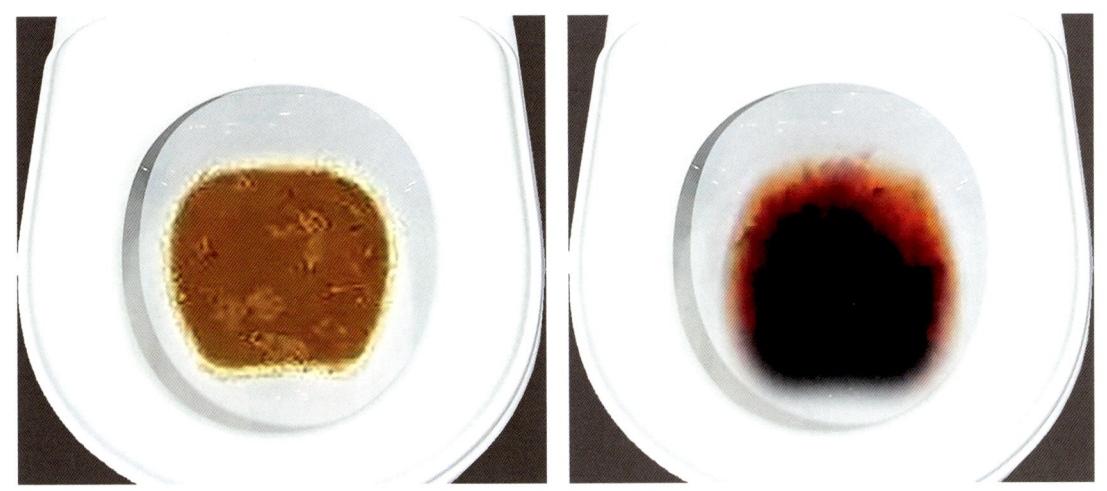

图 2-3 糊状粪便　　　　　　　　　　图 2-4 残渣粪便

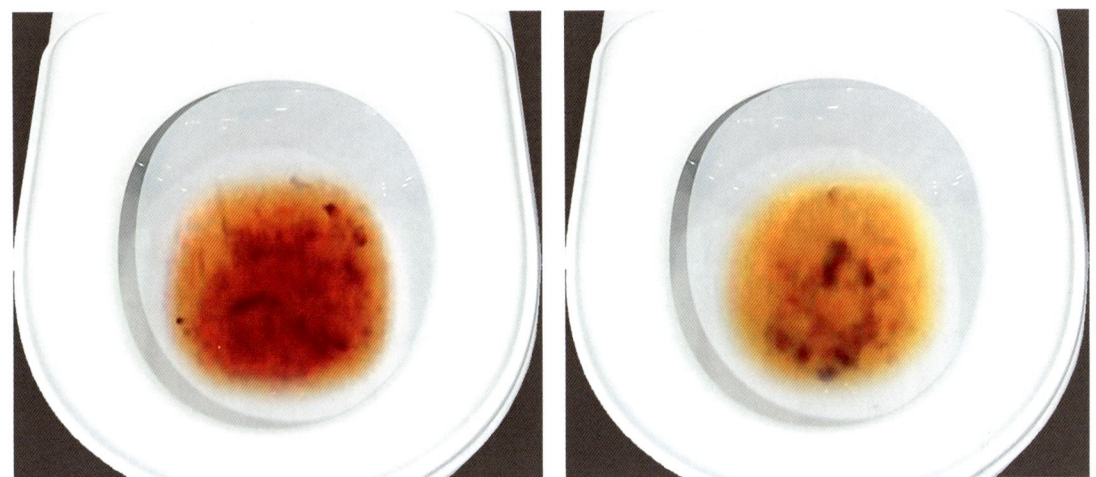

图 2-5 大量粪便残渣　　　　　　　　图 2-6 少量粪便残渣

三、准备较好

少量粪便不伴残渣,粪便颜色较深(图 2-7);无粪便和残渣,粪便颜色较浅(图 2-8)。结肠镜诊疗时,用清水简单冲洗粪便,肠腔黏膜可达到观察要求,但超声内镜检查(endoscopic ultrasound, EUS)时,脱气水内见大量絮状漂浮物,影响观察病变质量。在冲洗过程中,不会因粪便堵塞结肠镜管道,较深的粪便颜色仍可以施行结肠镜诊疗。

四、准备良好

粪水颜色较浅(图 2-9)或半透明状水样便(图 2-10)。良好的肠道准备,观察肠黏膜表面微结构和微血管最为理想;由于脱气水内未见絮状漂浮物,有利于超声内镜观察微小病变。

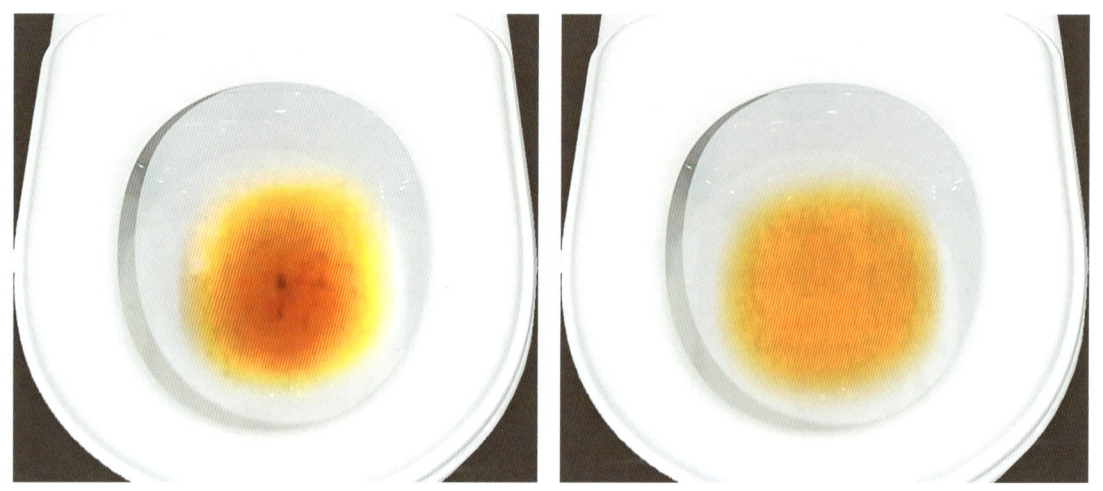

图 2-7 少量粪便不伴残渣　　图 2-8 不含粪便和残渣

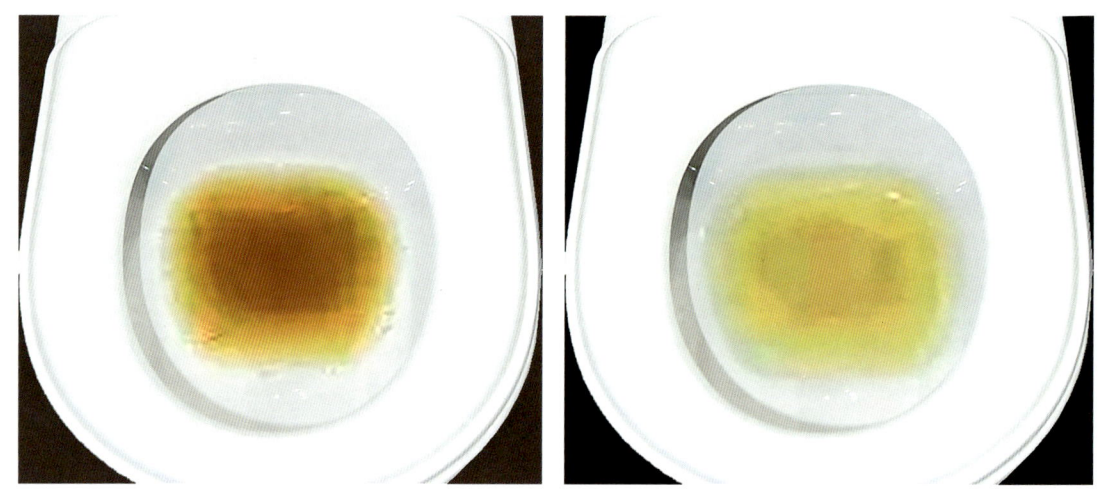

图 2-9 颜色较浅粪水　　图 2-10 半透明水样便

第三节　相互沟通配合

影响单人操作的原因是操作者与被检者之间的沟通和配合问题。如果是操作者的技术原因,直接刺激肠壁和加快被检者的肠蠕动、肠腔过度伸展及肠襻形成等,这样既影响操作者正常发挥结肠镜单人操作水平,又会增加被检者的痛苦而被迫终止诊断与治疗。提高插镜抵达回盲部的成功率,取决于操作者能否处理冗长乙状结肠的能力,避免肠襻形成,以及解除肠襻的技巧。需根据被检者的体质指数和腹部术后肠粘连的程度,选择不同类型的内镜、操作技巧和内镜附加装置等。在操作过程中引发被检者痛苦的原因有:① 操作者掌握的内镜诊疗技术非常有限,缺乏对肠粘连的认识,加重被检者的恐惧感。② 操作者选择不恰当的结肠镜和操作方法,粗暴操作引起镜身轴偏离肠腔。③ 不正确处理冗长乙状结肠、肠腔异常走向和高体质指数肠腔等,导致肠腔过度伸展、肠腔黏膜损伤和肠襻形成等。

在插镜失败的原因中,不安、恐惧和羞耻等心理因素占较大的比重,造成被检者的心理、身体和精神创伤,强烈焦虑或恐惧心理导致肠蠕动亢进。为此术前操作者有责任与被检者之间相互沟通和建立信赖的关系,向被检者或(和)家属说明结肠镜诊疗的意义、在操作过程中可能会出现的腹痛和腹胀等不适,或者疑难插镜导致很难预料的并发症等。在被检者或(和)家属完全知情同意的情况下实施内镜诊疗。根据被检者的年龄、性别、症状、体格和手术史等,插镜难易度有所不同(表2-1)。另外结肠镜诊疗前,操作者应亲自检查内镜的送气、送水和吸引按钮是否存在故障隐患,上下、左右角钮是否满足检查与治疗的要求,以及镜面的清洁程度等。

表 2-1 肠镜插入难易度标准

项 目	简 单 的	复 杂 的
性 别	男性	女性
年 龄	中青年	小儿/高龄
体 格	中等身材	肥胖/瘦小
性 格	胸襟豁达	精神易紧张
排 便	正常	便秘/腹泻
开腹手术	无	有

一、内镜医生因素

1. **专业水平** 注重操作者的操作技巧,根据不同形态的肠襻,选择不同的处理方式解襻,在安全部位和有效操作的前提下实施内镜治疗。注意由于操作者缺乏临床经验,在肠襻形成和力传导无法抵达镜端时,无法解襻和纠正镜身偏离肠腔等问题。① 单凭操作者的感觉判断肠腔行走方向,通过反复和无序的解襻操作,最后还是以失败告终。② 预防性处理镜身偏离肠腔,或早期解除肠襻是成功插镜的关键。③ 解除肠襻不彻底,力传导仍无法抵达镜端,说明镜身再次偏离肠腔或再次形成肠襻,盲目插镜给被检者带来痛苦。

2. **镇静问题** 单人操作在选择静脉麻醉时,控制药物剂量和注射时间非常重要。关键是依赖麻醉医师的主观判断力,药量浮动是凭借经验进行增减。由于被检者的个体差异,容易引起药物过量或不足。

3. **辅助设施选择** ① 选择不同型号内镜,如细径内镜、常规内镜、上消化道内镜、单气囊内镜、反应性插镜术(被动弯曲、强力传导和可变硬度)内镜等。② 选择不同辅助方法,如水泵浸水法、镜端帽辅助内镜和 CO_2 结肠镜检查等。③ 辅助设备,如螺旋结肠镜检查(spiral enteroscopy)等。

二、被检者因素

1. 肠道准备　良好的肠道准备是提高结肠镜检查成功率的基础。① 排便状态:实施安全结肠镜检查,预先收集相关信息,掌握被检者状态、背景和近期排便状况(如确认排便次数、数量、性状和颜色等)。② 腹部状态:确认有无腹胀、腹痛和腹部不适等症状,以及有无压痛、充盈和硬块等异常表现,预知梗阻性病变(如狭窄、多发性憩室等)或气体潴留等异常改变,是否伴肠梗阻和肠穿孔危险,必要时进行腹部 X 线、腹部超声波和腹部 CT 检查等。③ 基础疾病、既往史和服药情况:确认近期是否有药物治疗、非药物治疗和既往药物治疗疾病的情况,是否有镇静药、镇痛药和镇痉药等禁忌证,是否在用药后引起青光眼、前列腺肥大、心绞痛和心肌梗死等疾病;确认是否有脑梗死/出血、肾功能障碍、高血压、腹部手术史(肠粘连的可能性)、过敏史、感染(如梅毒、乙型肝炎、丙型肝炎、获得性免疫缺陷综合征等)病史。④ 其他方面:确认目前服药状况,根据需要在结肠镜检查前停药,禁止怀孕期间行结肠镜检查。

2. 性别与年龄　女性乙状结肠长度平均为 50 cm,容易向骨盆内倾斜,肠袢发生率非常高。年轻被检者的肠系膜比较紧密,插镜时容易感到腹痛。肠腔被异常固定的被检者多见肠袢形成,尤其在高龄被检者更容易发生肠袢,但肠腔过度伸展和排斥能力较低。

3. 肥胖与消瘦　肥胖又称高体质指数,被检者的腹部在插镜时容易引起肠袢,与内脏脂肪堆积、肠腔锐角过多和肠腔空间宽大等因素有关;消瘦又称低体质指数,被检者的腹部在插镜时容易引起扭曲,与内脏脂肪缺乏、肠腔折叠过多和腹腔空间狭小等因素有关。特别是肥胖女性的腹部非常松软,镜身轴通过非固定乙状结肠时,镜身轴易积聚在深而圆的骨盆内,形成较多锐角和肠袢;男性被检者的腹肌较发达,不易形成肠袢,但身材高大伴大腹腔空间,或缺乏脂肪的高龄腹腔,镜身轴通过非固定乙状结肠时,易在腹腔内形成肠袢。

4. 腹部手术史　如腹部骨盆手术、子宫切除、剖宫产、结扎术、严重乙状结肠憩室病、大肠肿瘤和子宫内膜异位症等容易引起肠腔固定或(和)锐角。特别是疼痛耐受力差的被检者,操作者选择不恰当的插镜技术或错误选择内镜型号等,导致插镜困难或被检者无法耐受。

5. 严重憩室病　插镜时容易引起肠腔痉挛伴狭窄,难以冲洗残留在肠腔内的粪便,直接影响插镜和观察效果。

6. 严重肠袢　最容易发生于身高较高的男性、超肥胖和冗长乙状结肠等被检者。

第四节　胖瘦程度评估

体质指数(body mass index,BMI)是衡量人体胖瘦程度的标准参数之一。测定身体脂肪含量的百分比(体脂%)有助于判断肥胖程度,计算公式:BMI=体重(kg)/身高^2(m^2)。成人BMI值:正常18.5~23.9 kg/m^2、瘦小<18.5 kg/m^2、过重24~27.9 kg/m^{2}和肥胖≥28 kg/m^2。为此,结肠镜操作难易度与被检者的体型有很大关联。BMI值越低,被检者腹部脂肪层越薄,镜身轴在腹腔内操作空间小,肠腔弯曲和锐角多;BMI值越高,被检者肠系膜和脂肪垂中脂肪含量越多,镜身轴在腹腔内操作空间大,易引起肠袢。

一、低体质指数

我国低体质指数(BMI)被检者的比例相对较多,针对低BMI被检者寻找有效的单人操作方法具有重要的临床意义。低BMI被检者插镜时间较长,与身体瘦小、腹腔狭窄、盆腔容积小、结肠下垂、肠腔过多注气、过度伸展和肠袢形成存在一定的关系。高龄被检者改变体位,取右侧卧位插镜比较方便,仰卧位腹部按压比较容易。脾曲锐角形成时,取仰卧位时嘱被检者深吸气,横膈膜下降,使锐角转变为钝角,可以防止拐杖现象形成。

二、高体质指数

近年来,高BMI被检者的比例不断增加。我国半数以上成年人超重/肥胖与死亡风险密切相关;6~17岁青少年和6岁以下儿童的超重/肥胖率分别达19.0%和10.4%。肥胖、重度肥胖和极重度肥胖等被检者插镜较为困难,与腹腔容积增大和容易形成肠袢有关。取仰卧位,肠腔内气体偏向背侧直肠和乙状结肠后排出体外,肠腔扩张程度较低;高位横结肠扩张更明显,肠腔扩张度较高;尽管左侧卧位能完成插镜,但容易形成肠袢,需要助手反复长时间腹部按压才能完成插镜。

三、脂肪组织分布

脂肪分皮下脂肪(subcutaneous fat)和内脏脂肪(visceral fat),皮下脂肪分布在真皮层与筋膜层之间,内脏脂肪分布在腹腔脏器周围(图2-11)。随着年龄增长,男性与女性之间的腹腔内的脂肪组织直接影响插镜。女性多见皮下脂肪,脂肪组织存积部位在臀部、腰腹部、大腿外侧和后背部等,外观为洋梨型肥胖;男性多见内脏脂肪,脂肪组织主要存积在大网膜、肠系膜和内脏等,外观为苹果型肥胖。

腰围(waist circumference,WC)是指腰部周径的长度。WC是衡量脂肪在腹部

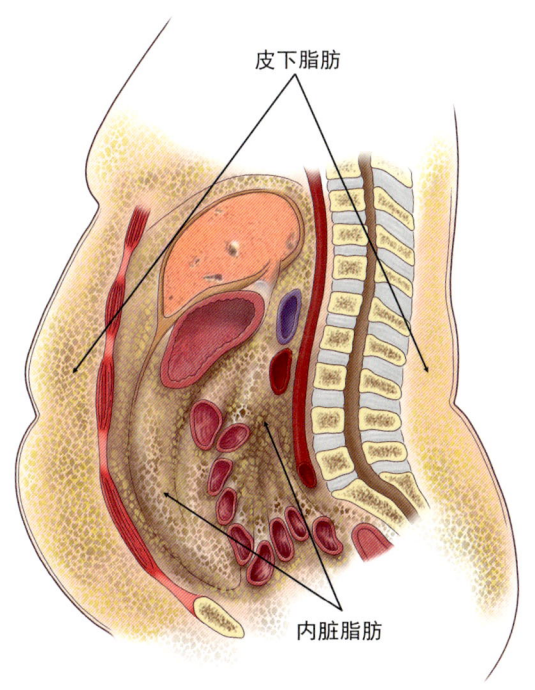

图2-11 脂肪组织分布

蓄积(即中心性肥胖)最简单、最实用的指标。脂肪在体内分布,尤其是评估腹部脂肪堆积的程度,与肥胖相关性疾病有更强的关联性。体质指数不高的被检者,腹部脂肪增加(腰围大于界值),似乎是独立而危险的预测因素。WC 与 BMI 同时使用,可更好地估计与多种慢性疾病的关系。判断中国成人超重和肥胖程度的界限值,按体质指数肥胖程度分为：$<16\ kg/m^2$(消瘦)、$<18.5\ kg/m^2$(偏瘦)、$18.5\sim23.9\ kg/m^2$(正常)、$24.0\sim27.9\ kg/m^2$(超重)、$\geq28.0\ kg/m^2$(肥胖)、$\geq30\ kg/m^2$(重度肥胖)和$\geq40\ kg/m^2$(极重度肥胖)(图 2-12)。

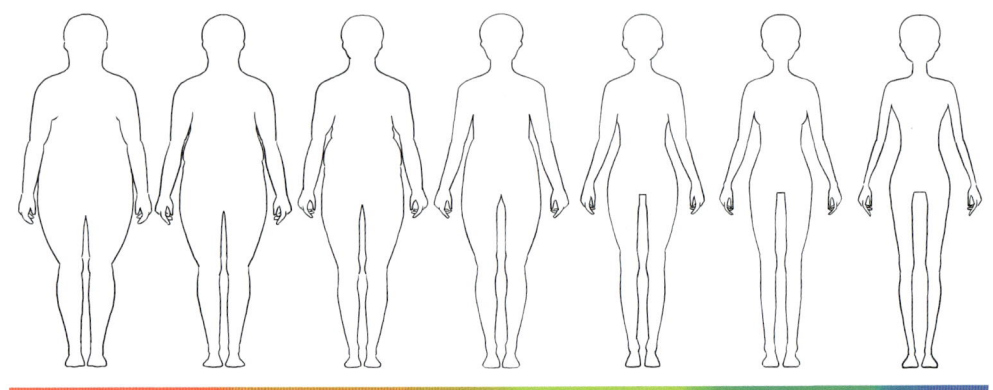

图 2-12 肥胖程度的界限值对照图

腹腔内的大网膜和肠系膜起到固定和支撑肠腔(大肠和小肠)的作用,避免肠袢形成。消瘦被检者的腹腔内脂肪较少,减弱了大网膜和肠系膜对肠腔的固定和支撑作用,肠腔松弛易引起肠腔过度伸展和肠袢形成。小于 70 岁的肥胖被检者的腹腔内大量脂肪堆积在内脏周围,肠腔活动度受限,影响旋拉平衡镜身轴和缩短结肠半月皱襞之间的距离;大于 70 岁的高龄肥胖被检者,随着年龄增长,腹部脂肪组织逐年减少,导致腹腔内容积不断增大,肠腔活动范围也随之变大,缺乏张力的乙状结肠聚集在下腹部和盆腔内,横结肠中段松弛下垂。取仰卧位时,气体容易集中在横结肠和乙状结肠,影响插镜效果。尤其女性盆腔容积大于男性,如果盆腔内脂肪组织减少和容积增大,乙状结肠在盆腔大空间内容易形成肠袢,增加插镜的难度。乙状结肠多见 N 肠袢或 α 肠袢,横结肠多见 α 肠袢或双 α 肠袢。

从腹部外观看,形似孕妇肚,脂肪集聚在皮下组织和腹腔内,脐下见妇产科手术瘢痕和冗长乙状结肠;以减少肠腔过度伸展和肠袢形成为目的,可选择 1.6 m 长度的结肠镜,旋拉平衡镜身轴和缩短结肠半月皱襞的距离,顺利插镜到达回盲部(图 2-13)。脊髓灰质炎(poliomyelitis)又称小儿麻痹症,是由病毒侵入血液循环系统引起的急性传染病。麻痹性脊柱侧弯的曲度取决于肌力大小、肌肉麻痹引起不平衡的范围及继发挛缩(图 2-14)。被检者取左侧卧位,顺时针和(或)逆时针旋拉平衡镜身轴和缩短结肠半月皱襞之间的距离,一般结肠镜能顺利抵达回盲部。

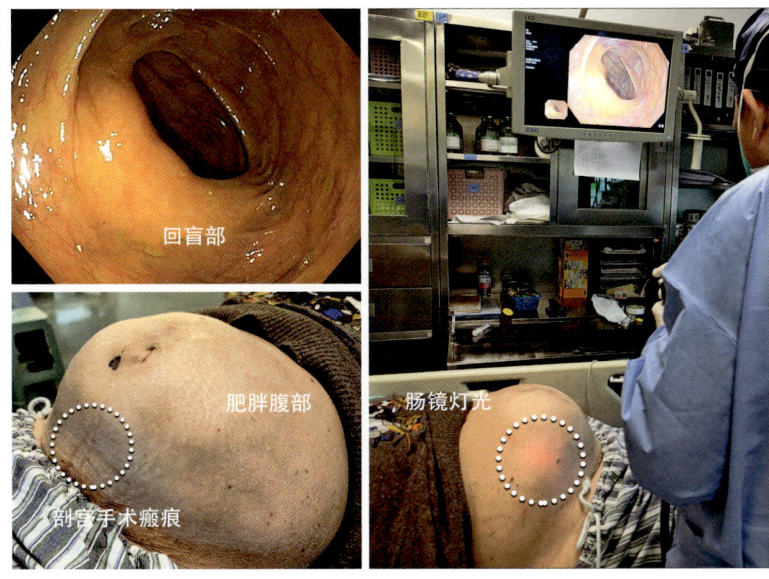

图 2-13 肠管冗长插镜成功

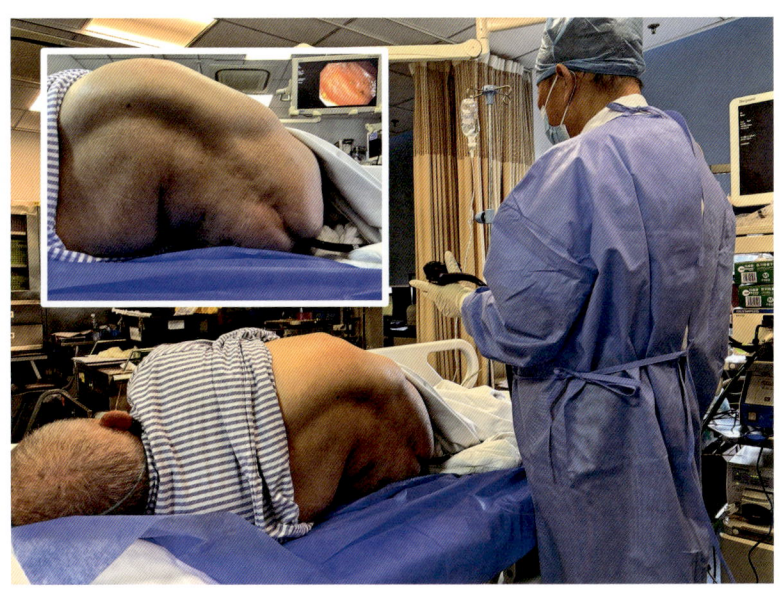

图 2-14 脊柱灰质炎结肠镜检查

内脏脂肪单人操作原则：① 结肠镜操作开始，被检者取左侧卧位，顺时针和（或）逆时针旋拉平衡镜身轴不偏离结肠，缩短结肠半月皱襞之间的距离。② 腹部手术后肠粘连影响插镜时，被检者取仰卧位，助手根据镜身在肠腔内的走向按压腹部，防止肠袢再次形成。③ 如果按压腹部效果不明显，应选择反应性插管技术（RIT），如被动弯曲（PB）、强力传导（HFT）和可变硬度（VS），避免肠袢再次形成，有助于插镜到达回盲部，满足不同操作习惯的操作者。

第五节 九分法与粘连

一、脏器投影

为了便于描述和确定腹腔脏器的位置,用两条水平线和两条垂直线将腹部划分为三部九区,即九分法。如上腹部分左右季肋区(left/right hypochondriac region)和腹上区(epigastric region),中腹部分左右外侧腰区(left/right lumbar region)和中腹脐区(umbilical region),下腹部分左右腹股沟区(left/right inguinal region)和下腹区(hypogastric region)。① 右季肋区(右上腹部):由大部分右肝、部分胆囊、部分右肾和结肠肝曲组成。② 腹上部(中上腹区):由肝脏(右肝小部分和左肝大部分)、胆囊、胃幽门部、部分胃体部、胆总管、肝动脉、肝门静脉、大部分十二指肠、大部分胰腺和部分左右肾脏组成。③ 左季肋区(左上腹部):由小部分左肝、胃贲门、胃底部、部分胃体部、脾脏、胰尾、左半结肠和部分肾脏组成。④ 右外侧腰区(右中腹部):由升结肠、部分回肠和右肾下部组成。⑤ 腹中脐区:由胃大弯侧、横结肠、大网膜、左右输尿管、部分十二指肠、部分空回肠、腹主动脉和下腔静脉组成。⑥ 左外侧腰区(左中腹部):由降结肠、部分空肠和左肾下部组成。⑦ 右腹股沟区(右髂区):由盲肠、阑尾、回肠末端、右卵巢及输卵管(女性)或右精索(男性)组成。⑧ 下腹区:由回肠、膀胱、大网膜、部分乙状结肠、左右输尿管和子宫(女性)组成。⑨ 左腹股沟区(左髂区):由大部分乙状结肠、回肠和左肾下部组成。

二、腹部粘连

正常腹膜(peritoneum)表面光滑湿润,脏器与脏器之间可以相互滑动。网膜、小肠和乙状结肠等器官活动范围较大,与膈肌相连的肝、胆、脾和胃等脏器随呼吸上下移动。部分被检者曾因阑尾切除术、妇产科手术或腹部手术等引起重度肠粘连,使肠腔与肠腔之间、肠腔与腹膜之间和肠腔与脏器之间异常黏附和活动范围受限。资料显示,93%的腹部粘连患者曾接受过一次或多次腹部手术,50%的粘连累及肠腔与大网膜。手术后粘连可改变肠腔的走向,严重肠粘连易并发肠梗阻,并直接影响被检者的生活质量。

肠粘连是人体纤维增生的炎症反应,腹膜富含吞噬细胞,当腹腔受损时,释放大量细胞因子、介质,引起炎症反应,释放组胺、激肽和血管活性物质,渗出的纤维素沉积在浆膜表面,形成纤维网络,与邻近浆膜表面融合。腹部手术与粘连部位的关系如图 2-15 所示,肠粘连可见于大肠憩室病、放射性肠炎、子宫内膜异位症、附件炎、剖宫产术、节育手术、子宫手术、卵巢手术、阑尾手术、胆囊手术、肝脏手术、肾脏手术、胃手术、脾脏手术和放射治疗等,女性多于男性。以产科手术切口为例,横切口与竖切口对结肠镜操作的影响如下。

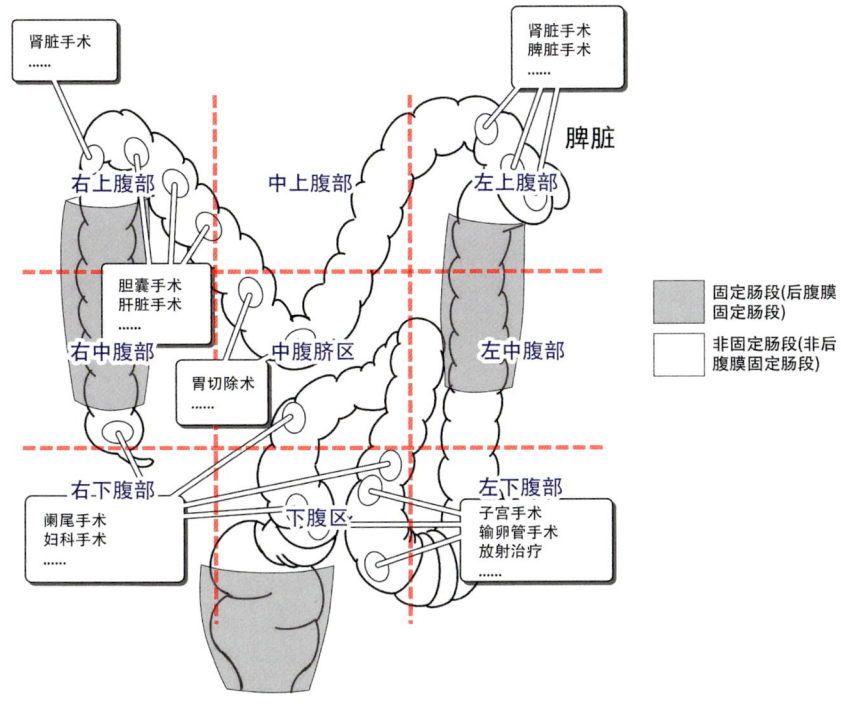

图 2-15 腹部手术与粘连部位

三、产科手术

随着高龄产妇的增多和营养过剩,导致剖宫产的比例不断增加。剖宫产切口分横切口和竖切口。横切口:在耻骨联合线上 2 cm 处横切 12~15 cm,腹膜切口与子宫切口距离较近,开腹时需分离筋膜与腹直肌前后鞘,组织断离面积较大、肌纤维损伤程度大,故手术后腹壁与盆腔粘连发生率高,插镜力传导偏离肠腔易引起腹腔内粘连处撕裂伴出血;竖切口:从脐下至耻骨联合之间,沿正中线旁切开约 12 cm,无需分离腹直肌,切口长度适中,脏器与壁层腹膜完整缝合,手术后腹壁与盆腔粘连发生率低。

四、肠腔弯曲

术后严重肠粘连的被检者,粘连处的肠腔易引起锐角,选择细径结肠镜和体位变换非常重要。利用气体移动和重力下降原理,使术后粘连肠腔由锐角变为钝角;助手根据镜身走向按压腹部,避免肠腔过度伸展,肠袢直径由大变小,直至肠袢消失为止。如何正确变换体位方向:① 左侧卧位适合胃切除手术后插镜,有效防止肠袢形成。② 左侧卧位适合妇产科手术后轻中度粘连,如果在肠腔内过度注气,乙状结肠容易向腹部中央移动,横结肠向骨盆移动,肠腔随之扩张和伸展,导致非固定乙状结肠和横结肠形成锐角,引起力传导集中在镜身周围。③ 妇产科(如剖宫产、子宫切除术、节育术和卵巢疾病切除等)手术,左侧卧位遇到插镜阻力增加时,应取仰卧位,助手根据镜身走向按压腹部,解除肠袢。④ 重度肠粘连应选择细径结肠镜,在狭小扭曲的肠腔内将锐角弯曲转变为钝角。另外,如果腹部按压范围过大,反而加重弯曲处锐角,影响插镜力传导方向;如果用手指探查腹部的肠腔伸展点,用指尖轻柔按压和固定镜身,也许能达到意想不到的效果;如果选择不同操作手法,仍未缓解被检者的疼痛或未能达到预期效果,建议在无痛状态下实施结肠镜检查,尽量降低镜身与肠腔之间的摩擦力(如不置镜端帽、镜身不断涂布润滑剂和操作时注水或浸水后插镜等),或者尝试外套管内涂布亲水材料的单气囊内镜。

第六节　控制肠道蠕动

肠蠕动亢进是由结肠镜镜端过度物理刺激、被检者精神紧张和过敏性肠炎等原因所致。为此在结肠镜操作前可使用一些解痉药物,但有个别被检者使用药物后解痉效果并不理想。故对肠蠕动加快的被检者,在结肠镜操作中应尽量避免镜端刺激肠腔黏膜,控制肠腔内的注气量,切忌强行施力插镜(图2-16)。

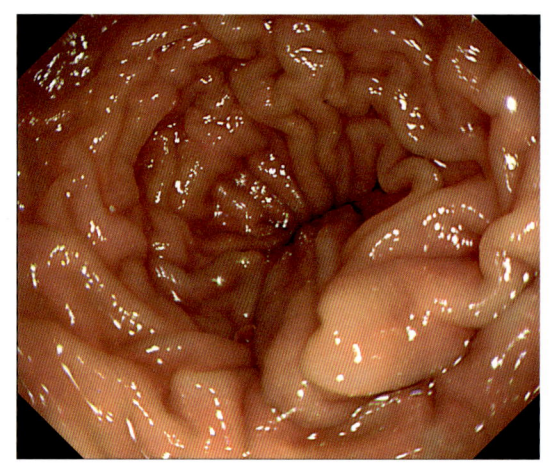

图2-16　器械过度刺激肠腔,肠蠕动亢进

一、药物减缓肠蠕动

肠蠕动加快会直接影响结肠镜检查和治疗的质量,如肠蠕动亢进时会减少观察肠腔黏膜面积、降低肠腔病变(息肉等)的检出率、延长观察时间和增加结肠镜治疗难度等。临床可应用抑制胃肠动力药物,减弱结肠的蠕动,但这些药物仍存在相应的不良反应。① 阿托品:可诱发口干、视力模糊、心动过速、皮肤干燥伴潮红、排尿困难及眼压升高等不良反应,目前已较少使用。② 丁溴东莨菪碱(又称解痉灵):可诱发心动过速、体位性低血压、眩晕和尿潴留等副作用。③ 胰高血糖素:起效迅速,但使用成本高。④ 利多卡因:局部给药,具有起效快、作用持久、穿透力强及安全范围较大等特点,通过阻断黏膜层感觉神经介导的反馈机制,抑制结肠痉挛,减缓结肠蠕动,是一种新型胃肠解痉剂。⑤ 薄荷油:从中草药薄荷中提取,拮抗钙离子通道,松弛肠道平滑肌,虽无副作用,但存在肠蠕动反弹缺点。⑥ 喷洒中药汤剂(芍药甘草汤):既耗时又耗力,作用机制尚不明确。

二、非药物减缓肠蠕动

针刺信号一般由外周神经传送至中枢神经,中枢神经反馈并通过交感神经或副交感神经传送以改变胃肠道的电生理,从而调节胃肠动力。副交感神经使胃肠道平滑肌收缩,具有增强胃肠动力的作用；交感神经使胃肠道平滑肌松弛，具有减弱胃肠动力作用。在结肠镜操作过程中，由各种因素引起肠蠕动亢进属胃肠动力异常表现，采用针刺方法，既操作简单、起效迅速和可重复使用，又可避免药物引起的不良反应、减轻被检者的痛苦和节省医疗成本。

肠道痉挛是肠道异常蠕动的表现，是由于肠道平滑肌受到异常刺激所导致的痉挛性收缩（图2-17），针刺可以抑制肠道异常蠕动。结肠镜作为一种介入性的操作，极易因牵拉肠道而造成肠壁收缩、肠道痉挛，使结肠镜观察视野受限，许多小的腺瘤在此影响下不易被检出，漏诊率的上升会对患者的健康造成不良的影响（图2-18）。临床上常用解痉药物抑制胃肠动力，缓解肠道痉挛，但药物可能会造成过敏、低血压等不良反应。针刺由于其安全性可以作为一种有效的疗法被应用于结肠镜检查中（图2-19）。

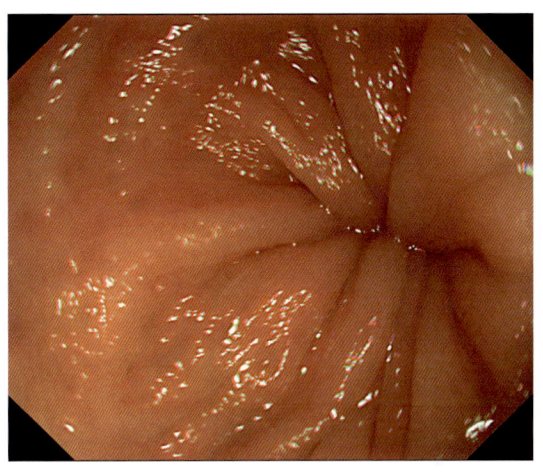

图2-17　肠腔痉挛性收缩

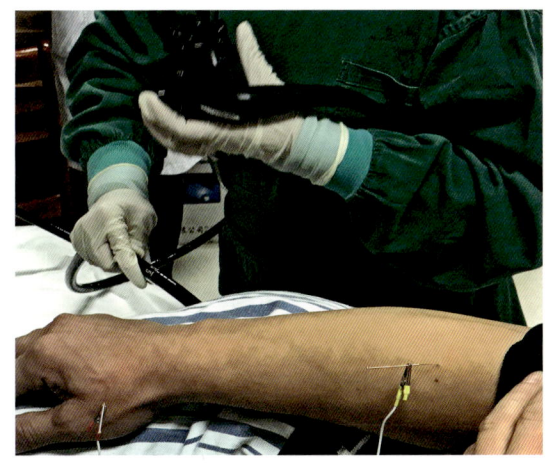

图2-18　针刺缓解肠蠕动亢进或肠腔痉挛

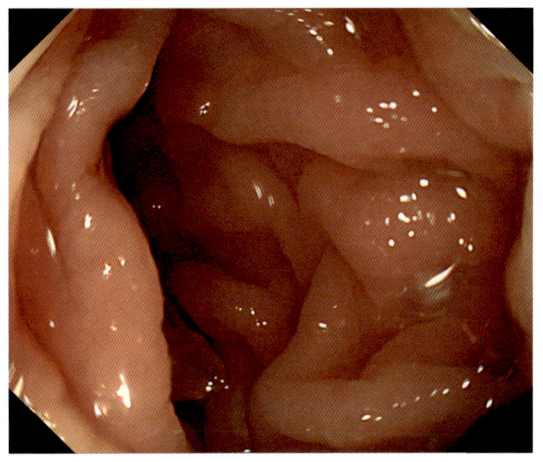

图2-19　针刺缓解肠道痉挛

当胃肠动力紊乱时，针刺可以根据不同的情况发挥相应的作用。例如，天枢穴是典型的具有双向调节作用的腧穴，针刺天枢穴可以促进便秘患者的胃肠蠕动，利于患者排便，相反，对于腹泻的患者，针刺此穴可以抑制亢进的胃肠动力，达到止泻的作用，这一点在动物实验中也得到了验证。建立便秘模型大鼠与腹泻模型大鼠，取天枢穴进行针刺，结果表明针刺天枢可以降低腹泻模型大鼠空肠运动的频率和波幅，也能使便秘模型大鼠远端结肠的运动加快，波幅增大，其原理可能是通过调节体表交感与副交感反射完成的。

SIP合胞体有双向调控胃肠动力的作用，胃肠道Cajal间质细胞（interstitial cells of

Cajal，ICC)、血小板衍生因子受体α阳性细胞(platelet-derived growth factor receptor-α-positive cells，PDGFRα$^+$细胞)和平滑肌细胞(smooth muscle cell，SMC)共同组成了SIP合胞体，其中ICC可以表达酪氨酸激酶受体(receptor tyrosine kinase，c-kit)等蛋白，在肠易激模型小鼠中可以检测到c-kit表达升高，进行针刺干预之后，c-kit表达下降，胃肠功能的过度蠕动得到了抑制；PDGFRα$^+$细胞可以表达P2Y1与SK3，从而影响结肠动力；ICC细胞与PDGFRα$^+$细胞对SMC细胞有着调控作用，当细胞内Ca^{2+}浓度发生变化时，SMC的舒张与收缩均会发生相应的改变。因此，针刺抑制胃肠蠕动可能是通过调节SIP合胞体来实现的。

针刺调控胃肠功能的机制与神经调节有着密切的联系，当胃肠道受到刺激后通过传入神经将这一信息传递至中枢神经系统，信息在此经过整合后被传送至肠神经系统或胃肠效应细胞，以此发挥针刺对胃肠功能的良性调节作用。

针刺效应除了与神经系统有关外，与内分泌系统也有关联。多种胃肠激素如SP、胃泌素、胃动素、血管活性肠肽(VIP)、生长抑素(SS)、胰多肽等均影响着胃肠动力的调节。多项研究表明，针刺足三里可以使VIP水平下降，使胃泌素、胃动素等含量升高，有利于改善胃肠动力。此外，针刺也作用于免疫系统，针刺足三里、天枢可以调节巨噬细胞、NK细胞、T细胞等免疫细胞，进一步上调或下调白介素、肿瘤坏死因子α等炎症因子，从而影响胃肠功能。

因此，在结肠镜的操作过程中，肠道会因为外界机械刺激而产生异常蠕动，导致患者疼痛不适、操作者视野不清等负面影响，针刺操作可以通过对神经、内分泌、免疫等系统的调节，抑制肠道的痉挛收缩，减轻结肠镜被检者的痛苦，降低腺瘤漏诊率，是一种值得推广的安全疗法。

第七节　清醒肠镜操作

一、视觉模拟评分

视觉模拟评分法(VAS)是一种在临床实践中简单地测量疼痛强度的方法(图2-20)。通常用标尺(0~10刻度)评估疼痛程度，标尺的左侧为"无痛"，右侧为"最痛"，随着标尺的数值上升，疼痛程度随之增加。

通过脸部表情量表(happy face-sad face scale)检测疼痛强度分类为：0分，无疼痛；1~2分，略微疼痛；3~4分，轻微疼痛，能耐受；5~6分，疼痛影响睡眠，但尚可耐受；7~8分，疼痛影响食欲和睡眠，难以耐受；9~10分，剧烈疼痛，哭泣。临床视觉模拟评分法评定：0~2分为优，3~5分为良，6~8为可以，大于8分为差。腹部疼痛评价标准，参考WHO疼痛程度分级标准：0级，无痛或稍感不适；Ⅰ级，轻微疼痛，可忍受；Ⅱ级，明显疼痛，可忍受；Ⅲ级，剧烈疼痛，不能忍受。

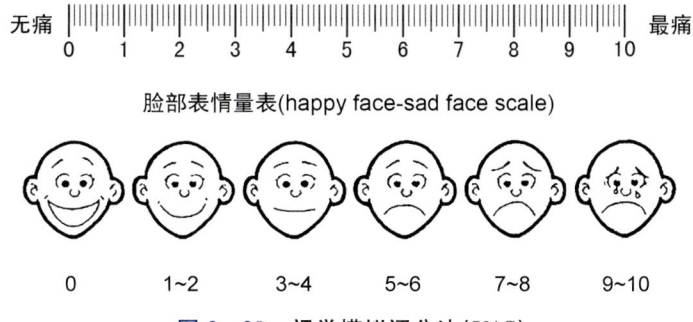

图 2-20　视觉模拟评分法(VAS)

二、针刺镇痛

在临床上,消化内镜是用于诊断消化道疾病最常见,也是最准确的手段,结肠镜对于结直肠癌的早期筛查与预防起到了至关重要的作用。然而,由于结肠镜属于介入的手段之一,患者在检查中可能感受到疼痛不适,检查结束后有出现恶心呕吐的情况,对于年龄较大且伴随心脑血管等基础疾病的患者而言,紧张的情绪可能会造成血压与心率的波动,增加了检查的风险。除此之外,在操作过程中,肠道痉挛收缩可能出现镜下肠腔视野受限,导致腺瘤、息肉等难以被观察,造成漏诊的情况。

针刺麻醉(acupuncture anesthesia,AA)是以中国传统针灸疗法为基础而发展的一种新颖的麻醉手段,通过手动行针或电针等方法刺激穴位,以达到镇痛的效果,使手术在不使用或部分使用麻醉药物的情况下进行。据研究表明,将针刺麻醉的方法应用于结肠镜检查可以有效提升介入治疗中患者的舒适度,减少并发症的发生,抑制检查过程中肠道的痉挛,从而降低漏诊率。

(一)针刺镇痛在结肠镜中的应用

结肠镜术前针刺被检者右侧合谷、内关、手三里、足三里,并采用提插捻转的补泻手法,结果发现在检查结束后,针刺麻醉组患者的心率、呼吸频率、血氧饱和度、平均动脉压等生命体征均平稳,且患者的依存性与满意度也较好,不仅如此,通过检测患者血浆中的 β-内啡肽与 P 物质,发现接受针刺治疗的患者 β-内啡肽显著升高,P 物质有所降低,针刺组患者的疼痛程度与静脉注射丙泊酚患者相比无显著差异。在电子结肠镜检查前行针刺治疗,可以抑制肠道的异常蠕动,使检查时间缩短、结肠镜息肉的诊断率增高,并且在检查结束后,针刺组患者腹痛、腹胀的程度相比于常规电子结肠镜检查的患者有所减轻。针刺联合丙泊酚麻醉的方法,对患者双侧足三里、阴陵泉、三阴交、内关针刺后进行提插捻转,并在双侧合谷与手三里处连接电针,检查结束后对两组丙泊酚用量、患者应激程度与满意程度进行比较,结果表明针药结合使丙泊酚用量减少,患者的收缩压、舒张压与心率低于纯药物组并且患者满意度也更高,可见针刺治疗不仅能减少麻醉药物用量,还能缓解患者在结肠镜检查中的应激反应,体现了针刺具有良好的镇痛作用。同样采用针刺与丙泊酚联合使用的方法,在受试者右侧合谷、内关、手三里、阿是穴、足三里进针并行补泻手法,后注射丙泊酚,待患者睫毛反射消失后进行电子结肠镜检查,发现除丙泊酚用量、患者应激反应与患者满意度与上述试验结果相似,其中针药结合组患者腹痛数字评定量表(NRS)评分、不良反应发生率等均低于对照组。

由此可见,将针刺应用于结肠镜检查有着显著的镇痛效果,还可以提高患者的舒适度与满意度,针刺能够缓解患者紧张与恐惧的情绪,减弱应激反应,使检查过程更为顺利。此外,针刺能够减少麻醉药物的用量,对于老年患者及麻醉药物耐受性较差的患者而言,针刺使结肠镜检查的安全性也得到了提升。

(二)针刺镇痛的方法

1. 主穴　足三里、手三里、内关、合谷。

2. 操作　穴位局部消毒后,选用 0.25 mm×40 mm 毫针,垂直进针,得气后可行提插捻转等补泻手法,患者获得针感后用胶布将针尾粘贴于皮肤,待结肠镜检查结束后将针取出。

3. 方义　足三里为足阳明胃经穴位,针刺此穴可以通经络、调肠腑,刺激中枢神经系统的传导,缓解疼痛和焦虑情绪;手三里属于手阳明大肠经,有疏经通络,消肿止痛,清肠利腑的作用,针刺手三里可以调节自主神经系统,改善血液循环,减轻手术过程中的应激反应;内关为手厥阴心包经之穴,与手少阳三焦经互为表里,内关也是治呕要穴,与足三里等穴合用在宁心安神的同时理气止痛,针刺内关可以调节心率、血压和呼吸等生命体征,缓解手术过程中的心血管反应;合谷为手阳明大肠经原穴,可升清降浊,针刺合谷可以刺激感觉神经,减轻手术过程中的疼痛感。诸穴合用可以有效地减少胃肠刺激,减轻恶心、呕吐等不适,舒缓心率,缓解手术过程中患者的疼痛和焦虑情绪,稳定生命体征,减少手术并发症的发生。

三、二氧化碳镇痛

肠腔内注入二氧化碳(CO_2)替代普通气体,能减轻被检者在结肠镜检查过程中的腹痛。原因是 CO_2 不同于普通气体,无色、无味、非燃性,极易溶于血液和肠液,可迅速被肠黏膜吸收,通过肺呼吸排出体外。

由于普通气体中氮气含量占绝大多数,难以被人体吸收。在结肠镜检查的过程中,大量气体潴留在肠腔内,引起肠腔过度伸展和肠痉挛,给被检者带来腹部胀痛等不适。但结肠镜检查注入 CO_2 后,极易被肠黏膜吸收,通过血液和呼吸循环代谢,减少肠腔过度扩张和伸展,减轻腹部胀痛等不适。使用 CO_2,肠腔内不会引起 CO_2 潴留,肠黏膜快速吸收入血,安全代谢和无毒副作用,是一项较为安全的检查方式。与普通气体比较,CO_2 在人体内吸收和排泄更快。早期注入 CO_2,可改善肠腔过度伸展引起的腹部胀痛。近年来更多的结肠镜检查的被检者依赖 CO_2 气体,视觉模拟评分法(VAS)低于 5 分,可减轻被检者的精神负担。在结肠镜黏膜切除术(EMR)和黏膜剥离术(ESD)中,注入 CO_2 引起腹部胀痛程度减轻,明显优于普通气体,明显减少镇静药的使用剂量。

1. **手法与 CO_2 注入量** 即使肠腔内注入 CO_2，也要控制注气量，如果过度注气也会导致被检者腹部胀痛，一旦肠壁损伤或穿孔致气体逸出进入皮下组织并引发皮下气肿，使结肠镜操作变得更困难，这与过度注气和不规范握持镜身方法有关。经常变换持握镜身距离，也是初学者最常见的坏习惯。随着时间推移，这些不良习惯难以被纠正。左手握持结肠镜操纵部，拇指和无名指控制上下角钮，中指和拇指控制左右角钮，示指控制注气和吸引钮。为了防止过度注气，推荐初学者用示指控制注气和吸引钮，养成良好习惯后，可以动用中指协助配合示指操作。

2. **双手协调操作的重要性** 结肠镜操作时，左手握持操纵部和右手握持镜身进行分工操作，但不少初学者养成用右手协助左手进行角钮操作的坏习惯。如果学习 EMR 或 ESD 等治疗时，仍用右手协助左手控制角钮操作，这样给单人操作治疗结肠病变带来一定的困难。右手握持镜身便于旋拉平衡镜身轴，保持镜端与病变之间的观察距离，一旦右手脱离镜身会导致视野观察变得不稳定或模糊。强调反复训练左右手分工操作的重要性，也是掌握结肠镜基本操作技巧的关键。

第八节 无痛结肠镜操作

近年来我国大肠癌的发病年龄日趋年轻化，许多专家提议，大肠癌筛检人群的年龄应放宽到 40 岁前。但许多被检者担心结肠镜检查所带来的风险和痛苦，拒绝结肠镜检查，这样不仅限制了大肠癌伺机性筛查的开展，而且延误了早期大肠癌的检出。自国内各大医院开展无痛肠镜检查后，越来越多的被检者开始选择在无痛状态下进行结肠镜检查。由于大肠癌筛检人群规模的不断增长，给结肠镜检查带来了麻醉的潜在风险。为了确保被检者在安全情况下完成多项肠镜操作，必须遵守规范。

一、布局与设备

开展无痛结肠镜检查，除每个诊疗单元面积符合要求外，还需配备常规监护仪、供氧与吸氧装置、负压呼吸、常规气道管理设备和常用麻醉药品及抢救设备（包括抢救药品和心肺复苏设备等），并配备专职麻醉护士或医师监测复苏状况。

二、麻醉前评估

围手术期评估是麻醉工作的重要组成部分。术前疼痛门诊需评估术中麻醉潜在的风险，如是否存在困难气道、严重心血管疾病和呼吸系统疾病等，以书面形式向被检者或被检者家属告知注意事项和相关信息，检查当日需要有行为能力的成年人陪同。参考美国麻醉医师协会（American Society of Anesthesiologists，ASA）健康状况分级评估被检者的全身状态（表 2-2）。

表 2-2 美国麻醉医师协会健康状况分级

分级	定义	描述
Ⅰ	正常健康患者	健康,不吸烟、不饮酒或少量饮酒
Ⅱ	有轻微系统性疾病的患者,轻微疾病不伴有实质性功能限制	吸烟、饮酒、怀孕、肥胖(BMI:30～40 kg/m^2)、病情控制良好的糖尿病或高血压、轻度肺部疾病
Ⅲ	有过严重系统性疾病的患者,有实质性功能限制,有一种或多种中度到重度疾病	控制不良的糖尿病或高血压、慢性阻塞性肺疾病、重度肥胖(BMI≥40 kg/m^2)、活动性肝炎、酒精依赖者/嗜酒、起搏器植入、射血分数中度降低、终末期肾病进行定期透析、早产儿、经皮冠脉造影<60 周、心肌梗死史>3 个月、脑血管意外、短暂性脑缺血发作、冠脉疾病/支架植入
Ⅳ	危及生命的严重系统性疾病	心肌梗死史<3 个月、脑血管意外、短暂性脑缺血发作、冠脉疾病/支架植入、新发心肌缺血或严重瓣膜功能不全、重度心脏射血分数下降、败血症、弥漫性血管内凝血、急性呼吸窘迫综合征、终末期肾病未进行定期透析
Ⅴ	濒死、不接受手术就会死亡的患者	腹部/胸部动脉瘤破裂、严重创伤、严重颅内出血、严重心肌损伤或多器官功能障碍合并肠缺血
Ⅵ	急诊手术	急诊状态,延迟手术会对生命和身体造成严重威胁

三、常用麻醉药物

1. 丙泊酚　是烷基酚类短效静脉麻醉药,通过激活 γ-氨基丁酸(γ-aminobutyric acid,GABA)受体-氯离子复合物发挥镇静催眠作用。起效快,作用时间短,苏醒迅速。但其治疗指数(therapeutic index,TI)小,安全范围窄,对循环系统有抑制作用,对通气也有中度抑制,诱导剂量的丙泊酚即可引起呼吸暂停。

2. 环泊酚　环泊酚为(R)-构型异构体小分子化合物,属于短效 γ-氨基丁酸 A 型(gama-aminobutiric acid type A,GABAa)受体激动剂,简称 GABAa 受体激动剂。与丙泊酚相比,注射时局部疼痛减轻,效价更高,安全性更好,治疗窗更宽。

3. 苯二氮类药物　具有抗焦虑、镇静和催眠的作用,目前结肠镜检查最常用的是咪达唑仑。单独使用对血流动力学的影响不大,过量或过快静脉给药会引起呼吸抑制、气道梗阻和窒息风险。瑞马唑仑是一种新型的 GABAa 受体短效激动剂,可通过血浆酯酶快速清除,与咪达唑仑相比,起效快、镇静程度深且恢复更快。可由内镜医师安全使用,而不是必须由麻醉医师使用。

4. 舒芬太尼　是一种高选择性长效阿片受体激动剂,镇痛效果比芬太尼强几倍,有良好的血液动力学稳定性,可同时保证足够的心肌氧供应。起效快,静脉给药后几分钟内就能发挥最大的药效,有较宽的安全阈范围。药物在体内有限的积蓄和迅速的清除使被检者能迅速地苏醒。使用时应注意剂量和静注速度,其有可能引起肌肉僵直、呼吸抑制、欣快感、缩瞳和心动过缓。

5. 瑞芬太尼 为芬太尼类Ⅱ型阿片受体激动剂,注入人体 1 分钟左右迅速达到血脑平衡,然后主要通过血浆和组织中非物异性酯酶迅速水解代谢,起效快,维持时间短,能使被检者最可预测性的快速从麻醉状态恢复而没有呼吸抑制。

6. 纳布啡 是 K 受体激动剂和 M 受体部分拮抗型镇痛药,能与 M、K 和 S 受体结合,镇痛效果与吗啡相当,也具有一定程度的镇静作用。呼吸抑制发生率低且有封顶效应,在计量 30 mg/70 kg 时,再增加剂量呼吸抑制不再加重。对内脏痛疗效显著,恶心呕吐、皮肤瘙痒等不良反应发生率低,几乎无心血管副作用,可安全用于伴发充血性心力衰竭、冠心病、急性心肌梗死以及心脏瓣膜病患者的围手术期镇痛。

临床上没有哪种药物是绝对最佳的,可以选择一种药物,但大多数情况下可以联合用药。一定要根据被检者生理、病理状态合理用药,注重麻醉质量和安全。

四、麻醉深度/复苏评估

1. 麻醉深度评估 在麻醉过程中,采用 Ramsay 评分以评估被检者镇静深度和躁动程度(表 2-3),评分 2~4 为镇静满意,5~6 为镇静过度。并结合不同病情所需的镇静目标,及时调整镇静药物及剂量,从而减少镇静的副作用,同时增加镇静的有效性。

表 2-3 Ramsay 评分标准

评分	定义	描述
1	躁动	患者焦虑、躁动不安
2	安静能合作镇静	患者配合,有定向力、安静
3	镇静	患者对指令有反应
4	深度镇静	嗜睡,对轻叩眉间或大声听觉刺激反应敏捷
5	麻醉状态	嗜睡,对轻叩眉间或大声听觉刺激反应迟钝
6	深度昏迷	嗜睡,无任何反应

2. 麻醉复苏评估 在麻醉复苏中,采用 Aldrete 评分评估被检者的苏醒程度(表 2-4)。观察被检者活动、呼吸、血压、意识和血氧饱和度等状态,评估被检者早期恢复情况。该评分合计超过 9 分即可解除监测。

表 2-4 Aldrete 评分标准

项目	评分	描述
活动	2	自主或遵嘱活动四肢和抬头
	1	自主或遵嘱活动二肢和有限制的抬头
	0	不能活动肢体或抬头

续表

项目	评分	描述
呼吸	2	能深呼吸和有效咳嗽,呼吸频率和幅度正常
	1	呼吸困难或受限,但有浅而慢的自主呼吸,可能用口咽通气道
	0	呼吸暂停或微弱呼吸,需呼吸器治疗或辅助呼吸
血压	2	麻醉前±20%以下
	1	麻醉前±(20%～49%)
	0	麻醉前±50%以上
意识	2	完全清醒(准确回答)
	1	可唤醒,嗜睡
	0	无反应
血氧饱和度	2	呼吸空气血氧饱和度≥92%
	1	呼吸氧气血氧饱和度≥92%
	0	呼吸氧气血氧饱和度<92%

五、麻醉实施中

结肠镜诊疗前核对被检者姓名、饮食情况和做何种结肠镜诊疗。由于评估医师和麻醉医师往往不是同一人,麻醉医师必须认真核查术前评估单、签署麻醉知情同意书。被检者开放静脉通路后摆放体位,连接监护仪和吸氧。根据结肠镜诊疗需求,开始实施镇静/麻醉。绝大多数被检者都能通过苯二氮和阿片类药物混合使用来耐受结肠镜诊疗。近年来自控镇静被运用于结肠镜诊疗,有学者对被检者采取自控镇静与全静脉镇静进行比较,发现自控镇静时低血压、低血氧饱和度发生率很低,麻醉恢复时间较快。结肠镜诊疗操作如结肠镜插管、结肠充气、活检取材、息肉切除、黏膜切除和黏膜剥离等操作,容易刺激胃肠道。为了减轻被检者的痛苦,临床上采取深度镇静/麻醉,使用芬太尼、舒芬太尼、瑞芬太尼、纳布啡复合丙泊酚或环泊芬,能达到一定的镇静/麻醉状态。

六、相关并发症处理

1. **呼吸抑制** 上呼吸道梗阻多见深度镇静/麻醉时舌后坠,托下颌手法可有效得到改善。若因注药过量、过快引起呼吸抑制,应加强呼吸监测,早发现、早给予辅助或控制呼吸。

2. **循环系统并发症** 常见血压下降和心律失常,既往有心血管疾病的被检者发生循环系统并发症的风险会更高,需密切观察及对症处理。

3. **操作并发症** 常见肠穿孔和出血,应保持良好的静脉通道,密切观察持续腹痛,必要时紧急实施外科手术治疗。

第三章

操作技术与物理现象

物理现象(physical phenomenon)是指可直接感知物理过程,但物体本身不会发生变化所产生的新物质。结肠镜经肛门插至直肠,肠腔的弯曲运动、方向传递、空间大小和走向特征,以及增加或减少镜身轴与肠壁之间的摩擦力至关重要。对于单人操作技术,导致插镜困难的原因包括冗长的乙状结肠、被检者体型瘦小、严重肥胖、有多发性憩室和腹部手术史(如粘连)等。对初学者来说难点在于如何避免镜身轴偏离肠腔、肠腔过度伸展和肠袢形成等,而这些问题与物理现象之间存在着一定的联系。由于操作不当,最常见的并发症是穿孔,穿孔分急性穿孔和迟发性穿孔。急性穿孔:结肠镜紧贴肠壁,肠腔内过度注气,一旦力传导大于肠壁的受力,在解除肠袢时弯曲镜身突然变为直线,力迅速由镜身轴传导到镜端并穿破受力的肠壁,引起急性穿孔。迟发性穿孔:由于过度单向旋拉柔性镜身轴,在未取得平衡状态下通过狭小肠腔,镜身在肠腔扭曲状态下撕裂浆膜面,引起迟发性穿孔。

(一) 镜轴偏离肠腔

防止镜身轴偏离肠腔是降低被检者痛苦的关键。如果镜身在腹腔内形成直径大的肠袢,容易增加被检者的痛苦;如果镜身在腹腔内形成直径小的肠袢,可以减少被检者的痛苦。解除肠袢时,如果错误判断肠腔走向,在错误的方向过度旋拉,镜身轴非但未取得平衡,而且镜身易损伤肠黏膜,引起肠系膜或浆膜撕裂,严重时会引起迟发性穿孔;镜身轴获得平衡后,缩短半月皱襞距离,呈风琴样改变,镜身轴在自由状态下可顺利通过降乙结肠移行处(SDJ)。冗长的乙状结肠在旋拉镜身轴过程中难以取得平衡状态时,需要在结肠镜先端置镜端帽,增加镜身轴与肠壁黏膜之间的摩擦力,达到镜身平衡和缩短半月皱襞距离的效果。根据结肠镜设计要求可以达到不同效果:① 普通结肠镜未设计被动弯曲(passive bending,PB)、强力传导(high force transmission,HFT)和可变硬度(variable stiffness,VS)等功能,遇到锐角弯曲肠腔时,镜身轴容易偏离肠腔,力难以由镜身传导到镜端,使力传导集中在低位 S-top 或高位 S-top 周围,呈驼背状向腹腔内伸展并形成拐杖现象,导致镜身轴通过非固定乙状结肠比较困难。② 反应性插镜技术(reactive intubation technique,RIT)结肠镜按被动弯曲(PB)、强力传导(HFT)和可变硬度(RIT)等功能设计,一旦结肠镜接触受力肠壁后,重新配置适应肠腔轮廓形态的弯曲,纠正镜身轴偏离肠腔,力由镜身顺利传导到镜端,避免力传导集中在 S-top 周围,其镜端、弯曲部、被动弯曲和镜身形成智能弯曲,镜身轴通过非固定乙状结肠比较容易。

(二) 熟悉解剖构筑

大肠是全长约 1.6 m 的管腔性器官,大致分盲肠、结肠(升结肠、横结肠、降结肠、乙状结肠)和直肠。升结肠、降结肠、直肠均固定在后腹膜,横结肠和乙状结肠游离在腹腔内。旋拉平衡柔性镜身轴,缩短半月皱襞之间的距离,结肠镜从肛门至盲肠距离仅 80 cm。由于乙状结肠和横结肠属非固定的管状器官,特别是结肠镜通过乙状结肠时,其操作技术明显难于上消化道内镜。

(三) 通过游离肠腔

结肠镜通过非固定乙状结肠,完成吸气、旋拉、平衡和缩短等系列操作。尤其是通过降乙结肠移行处（SDJ）不必急于插镜，否则欲速则不达。首先应判断结肠镜前方肠腔走向、弯曲程度、是否过度伸展、是否有肠襻形成或是否为自由状态等，然后再考虑选择何种操作技巧通过 SDJ。

1. **旋拉镜身软轴**　首先将结肠镜软镜身轴端部调整到 12 点，控制肠腔内注气量，适当注水，目的是减少镜身轴与肠腔之间的摩擦力；操作者右手持握柔性镜身轴，左手握持操纵部，配合右手控制的角度，顺时针或（和）逆时针旋拉镜身轴。如果顺时针旋拉积圈时肠腔直径由小变大，多见腹侧 α 襻或逆背侧 α 襻；如果逆时针旋拉积圈时肠腔直径由大变小，多见逆腹侧 α 襻或背侧 α 襻。

2. **防止肠襻形成**　切忌循腔进镜，通过视野观察容易误判肠腔的行走方向。如果肠腔弯曲较少，结肠镜能在短时间内抵达盲肠；如果肠腔弯曲较多，易引起肠腔过度伸展、镜身轴偏离肠腔和形成肠襻。选择旋拉柔性镜身轴的目的：① 正确判断肠腔行走方向。② 防止肠腔过度伸展和肠襻形成。③ 旋拉平衡柔性镜身轴能缩短半月皱襞之间的距离，及时纠正镜身轴偏离肠腔。④ 确保镜身轴通过弯曲肠腔，以及力由镜身传导到镜端。

3. **弯曲肠腔处理**　柔性镜身轴通过非固定乙状结肠时，旋拉平衡镜身轴和缩短结肠半月皱襞之间的距离非常重要。传统单人操作法的钩拉法，利用镜端钩拉黏膜皱襞，缩短结肠半月皱襞之间的距离；如果钩拉面积过小，易滑脱，或钩拉面积过大，易损伤肠黏膜。经临床实践比较钩拉法与旋拉法：① 旋拉法是利用镜身轴与肠腔黏膜之间的摩擦力，旋拉平衡镜身轴和缩短结肠半月皱襞之间的距离。② 顺时针和（或）逆时针旋拉平衡镜身轴，有利于判断肠腔行走方向，避免肠襻形成。③ 通过顺时针或逆时针旋拉，有效地增加高体质指数被检者的摩擦力，以及减少低体质指数被检者的摩擦力，避免机械损伤肠黏膜。

4. **疑难操作技术**　单人操作法一直是内镜医生的热门话题。随着结肠镜设备的改进和操作技术的进步，年轻内镜医生掌握操作技术非常迅速，尽管已积累了一定的经验，但还存在部分的操作问题，诸如乙状结肠冗长、被检者身材瘦小、严重肥胖、有多发性憩室和腹部手术史（如粘连）等。结肠镜通过最困难的部位是冗长非固定乙状结肠，容易引起肠腔过度伸展和镜身轴偏离肠腔。非固定乙状结肠易形成形态各异的肠襻，如 α 肠襻、逆 α 肠襻、N 肠襻、M 肠襻和 γ 肠襻等，这些肠襻给结肠镜通过降乙结肠移行处带来一定的困难。

（四）体位变换时机

在单人操作过程中，根据操作要求及时变换体位是非常必要的措施。① 利用重力关系，弯曲肠腔由锐角变成钝角。② 吸引肠腔内多余气体或（和）液体，以旋拉平衡镜身轴和缩短结肠半月皱襞之间的距离。③ 乙状结肠随自重移动，顺时针或逆时针旋直平衡镜身轴，缩短结肠半月皱襞。④ 取仰卧位有利于助手按压腹部，防止肠腔过度伸展，引导结肠镜行走方向，有利于肠腔弯曲由锐角变为钝角，实现无痛苦结肠镜操作。

普通结肠镜弯曲部在乙状结肠顶端(S-top)容易形成锐角,取仰卧位,充分吸引肠腔内多余气体,对 S-top 处有效腹部按压镜身走向,有利于结肠镜通过弯曲肠腔。部分被检者因冗长乙状结肠,结肠镜通过高位 S-top 比较困难,需尽早取仰卧位,助手有效引导和按压腹部镜身偏离肠腔行走方向,引导结肠镜通过弯曲肠腔。不是所有 S-top 被检者选择仰卧位均有效,主要取决于:① 操作者的操作技术和习惯。② 静脉麻醉状态。③ 选择普通结肠镜,还是选择被动弯曲结肠镜。④ 是高体质指数还是低体质指数被检者,后者腹壁脂肪组织较少,助手按压目标明确,前者腹壁脂肪组织较多,助手按压目标不明确。

(五) 插镜困难原因

插镜困难原因包括:① 操作医生总想在短时间内缩小肠襻直径和解除肠襻,如果未掌握顺时针和(或)逆时针旋拉平衡镜身轴和缩短结肠半月皱襞之间距离的技巧,最终以失败告终。② 肠襻向腹腔背侧行走时,腹部按压多见无效,难以解除肠襻。③ 即使镜身越过降乙结肠移行处,一旦旋拉和平衡镜身轴操作不当,易迷失方向,给操作带来一定的困难。④ 结肠镜顺肠腔向深处插管或按压腹部,有可能再次形成肠襻,应怀疑肠襻残留。⑤ 瘦小体型被检者,如果选择粗径结肠镜或普通结肠镜,在有限的腹腔空间内进行旋拉平衡镜身轴和缩短结肠半月皱襞之间距离的操作,易引起非固定左半结肠系膜残留,再次形成肠襻。

第一节 肠壁摩擦强弱

结肠镜通过非固定乙状结肠和横结肠弯曲处时,应注意:① 通过非固定结肠弯曲处,镜身轴容易偏离肠腔,易增加镜身轴与肠壁之间的摩擦力,力难以准确地由镜身传导到镜端。② 通过低体质指数被检者非固定乙状结肠时,镜身在狭小的腹腔空间内操作易增加镜身轴与肠壁之间的摩擦力,乙状结肠的肠襻直径较小。③ 通过高体质指数被检者非固定乙状结肠时,镜身在宽敞的腹腔空间内操作(特别是缺乏腹腔内支撑的老年被检者)易减少镜身轴与肠壁之间的摩擦力,乙状结肠的肠襻直径较大。④ 通过非固定横结肠时,高体质指数被检者非固定乙状结肠易引起驼背状并向上腹部伸展,横结肠中央下垂,力无法由镜身传导到镜端,力集中在非固定乙状结肠和(或)横结肠镜身轴处(图 3-1)。

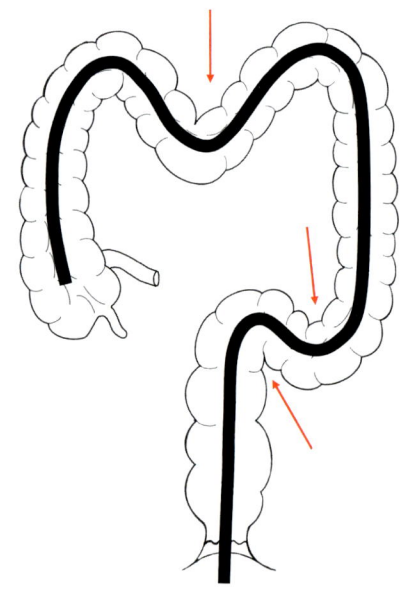

图 3-1 镜身未平衡缩短状态

一、旋拉镜身循腔

辨别肠腔行走方向困难时,选择循腔滑镜方法,增加镜身轴与肠壁之间的摩擦力,盲目滑镜结肠镜易偏离肠腔,引发肠穿孔等并发症;选择旋拉循腔方法,降低镜身轴与肠壁之间的摩擦力,保持良好的景深距离,密切注视肠壁黏膜的色泽变化,有效地避免镜身偏离肠腔和肠穿孔等并发症。① 如果肠黏膜由红色变为浅红色,提示景深距肠壁黏膜较近,肠壁轻度伸展。② 如果肠壁黏膜褪色,提示景深距肠壁黏膜过近变薄和肠腔过度伸展,应及时调整旋拉镜身方向,否则易引起肠穿孔等并发症。③ 如果肠黏膜始终保持红色状态,弯曲肠腔的直径由小变大,提示景深离肠壁适中,以及旋拉镜身方向正确。

预测纵行裂隙状无名沟(图3-2)和黏膜皱襞(图3-3)的方法:① 首先将结肠镜调整到12点(图3-4),顺时针和(或)逆时针缓慢旋拉狭小肠腔。② 如果肠腔由小变大,提示肠腔行走方向正确(图3-5),待露出半月皱襞时,借助旋拉阻力和上翘角扭到一定程度时,结肠镜镜端部会自然滑入前方肠腔。③ 如果肠腔由大变小,提示镜身轴偏离肠腔并暴露不充分,需要反向旋拉平衡镜身轴。④ 镜身轴在肠腔内处于平衡和自由状态下插镜(图3-6)。⑤ 如果有术后肠粘连或肠腔弯曲导致进镜困难,嘱被检者由左侧卧位变换为仰卧位,降低镜身轴与肠壁黏膜之间的摩擦力。

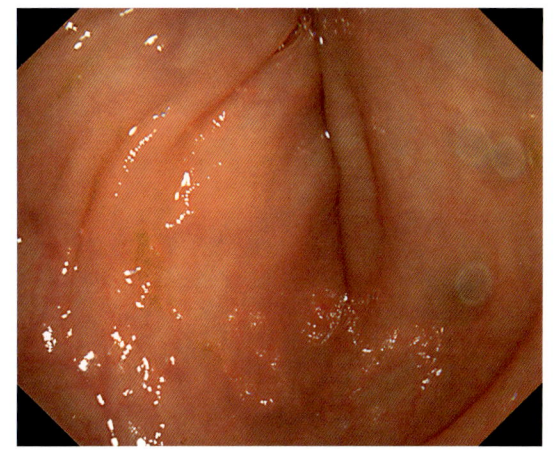

图3-2 无名沟

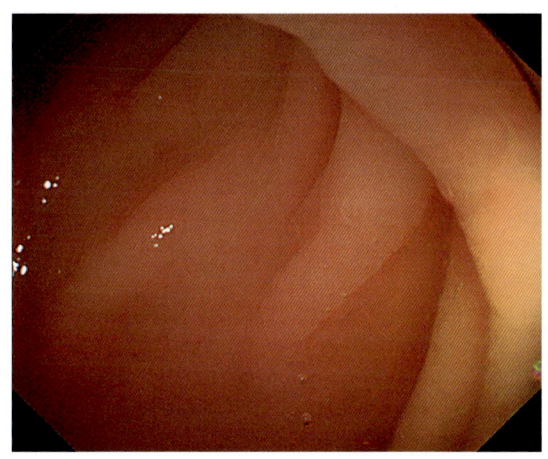

图3-3 黏膜皱襞

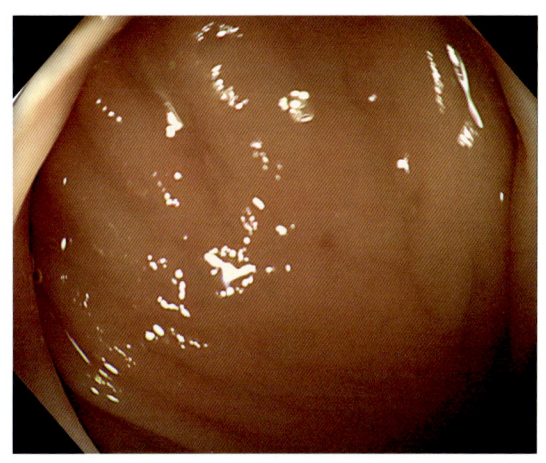

图3-4 镜端调整到12点

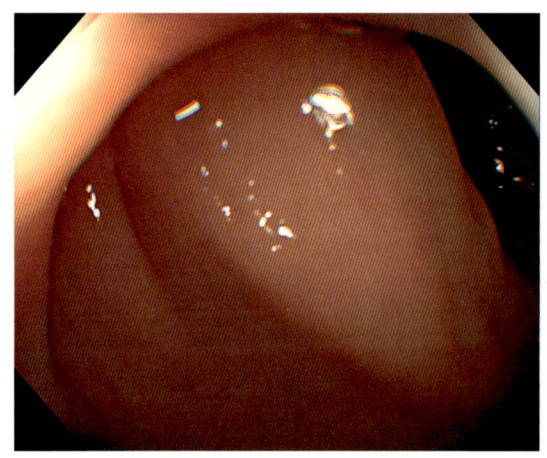 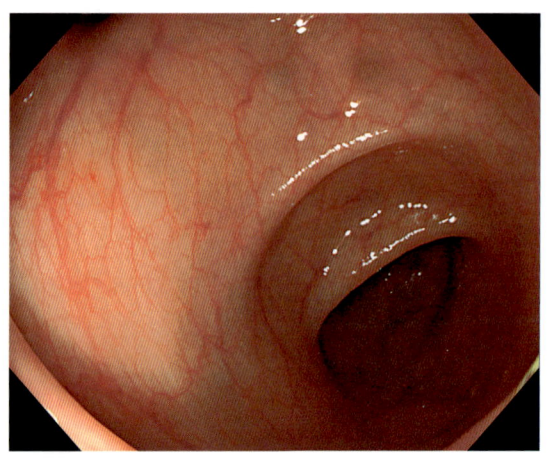

图 3-5　旋拉显露肠环和肠腔　　　　图 3-6　平衡和自由状态下插镜

二、镜端帽的选用

镜端附加装置（distal attachment），又称镜端帽，使用目的是保持景深距离，有助于旋拉镜身时观察无名沟或黏膜皱襞的行走方向，有效控制肠腔内注气量和蠕动。缺点是操作不当时镜端帽容易划伤肠黏膜，但很少引发肠穿孔等并发症。镜端帽能增加镜身轴与肠壁黏膜之间的摩擦力，对避免高体质指数被检者操作时镜身轴偏离肠腔、容易暴露肠腔的行走方向、防止肠腔过度伸展、防止低位或高位 S-top 形成拐杖现象、减少非固定乙状结肠形成肠袢等起到重要作用。非镜端帽可有效地降低镜身轴与肠壁黏膜之间的摩擦力，适合低体质指数被检者。

三、控制肠腔注气

肠腔内注入过多气体后，气体沿着肠腔由低位向高位移动，导致远端肠腔扩张，近端弯曲肠腔由钝角变为锐角，不断增加镜身轴与肠壁黏膜之间的摩擦力，使插镜操作变得越来越困难。由于初学者缺乏单人操作经验，为了在短时间内迅速通过非固定肠腔，持续在肠腔内注入大量气体，使之远端肠腔明显扩张，近端肠腔形成无名沟或黏膜皱襞，使气体改变肠腔的行走方向，最后导致插镜困难和失败。如果不及时改变错误的操作方法，肠腔过度伸展和扩张，会加剧被检者的痛苦。上级医师应果断接替初学者的操作，选择非无痛结肠镜操作还是无痛结肠镜操作条件如下：① 有效控制肠腔内的注气量。② 通过旋拉平衡镜身轴后评估肠腔行走方向。③ 缩短半月皱襞之间的距离。④ 助手通过按压腹部后减轻被检者的痛苦。如果能满足上述条件者，应选择非无痛结肠镜操作；如果不能满足上述条件者，应选择无痛结肠镜操作。

如何增加和减少镜身轴与肠壁黏膜之间的摩擦力，旋拉平衡柔性镜身轴和缩短半月皱襞之间距离是单人操作的关键。① 低体质指数或腹部术后肠粘连（剖宫产等）被检者，尽量减少镜身轴与肠壁黏膜之间的摩擦力,在操作过程中胶状润滑剂涂布镜身表面,选择细径结肠镜在肠腔内的活动范围,取仰卧位并辅助按压和引导腹部镜身轴的行走方向。② 高体质指数或冗长的乙状结肠被检者,尽量增加镜身轴与肠壁黏膜之间的摩擦力,选择粗径结肠镜、结肠镜末端置镜端帽、辅助按压和引导腹部镜身走向。③ 及时纠正镜身轴偏离肠腔,顺时针和(或)逆时针旋拉平衡镜身轴,增加或减少镜身轴与肠壁黏膜之间的摩擦力,为缩短半月皱襞之间的距离创造条件。70 岁以下的肥胖者,由于大量脂肪堆积在内脏周围,腹腔容积减少,乙状结肠张力正常,无需增加镜身轴与肠壁黏膜之间的摩擦力;70 岁以上的肥胖者,随着腹部脂肪逐年减少,腹腔容积增加,乙状结肠张力减退,需要增加镜身轴与肠壁黏膜之间的摩擦力。在操作过程中,除控制肠腔内注气量外,需要利用镜身轴与肠壁黏膜之间的摩擦力,旋拉平衡柔性轴镜身,缩短非固定(如乙状结肠和横结肠)半月皱襞之间的距离(图 3-7)。

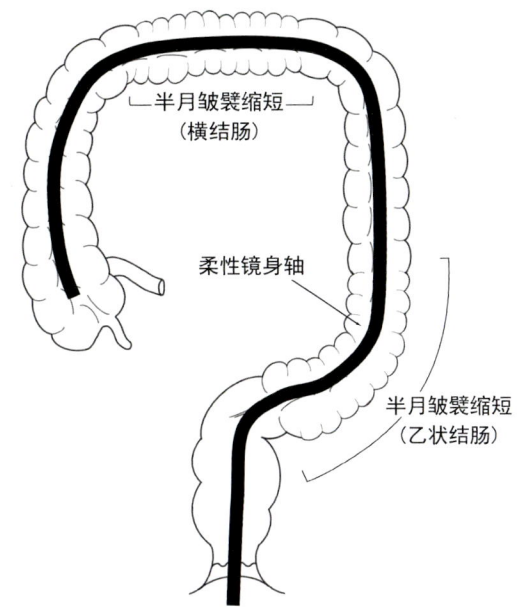

图 3-7　镜身轴平衡缩短状态

第二节　协调旋拉镜身

一、双手协调旋拉

操作者的左手持握操纵部,控制上下、左右角钮、送气和吸引按钮,辅助右手持握镜身左右旋拉和缩短半月皱襞之间的距离,防止形成肠袢,称双手协调配合。

(一) 左手控制操纵部

操作者的拇指控制上下角钮,示指控制送气和吸引按钮,中指控制左右角钮,以及无名指和小指持握操纵部(图 3-8)。左手控制操纵部角钮来协助右手顺时针和(或)逆时针旋拉平衡镜身轴的操作,同时减轻右手长时间握持镜身轴操作所带来的压力;如果单靠右手旋拉镜身轴操作,会给操作者带来较大压力。

(二) 右手握持镜身

右手握持镜身轴(距镜端 50～60 cm),顺时针和(或)逆时针旋拉平衡镜身轴时应保持景深距离;左手握持操纵部并控制上下、左右角钮,合理注气和吸引。操作要点:① 旋拉平衡镜身轴和调整镜端角度,有利于旋拉镜身轴循腔。② 旋拉扭矩将镜端处于垂直状

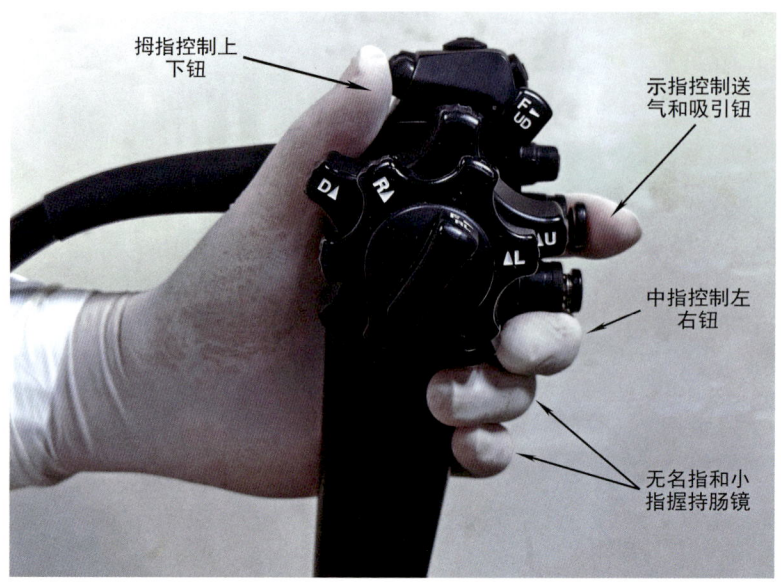

图 3-8 左手控制操纵部

态,便于力由镜身传导到端部。③ 操作者根据力传导的程度,随时调整旋拉进镜或退镜的角度和速度。④ 判断乙状结肠的行走方向,顺时针和(或)逆时针旋拉平衡镜身轴状态,缩短半月皱襞之间的距离,有助于结肠镜通过降乙结肠移行处。

1. **顺时针** 又称为右旋位。操作者的右手握持镜身轴,顺时针或逆时针旋拉平衡镜身轴;左手持握操纵部调整上下、左右角钮,镜端稍弯曲。根据肠腔行走方向,左手与右手相互配合,顺时针旋拉平衡镜身轴,缩短半月皱襞之间的距离(图 3-9)。

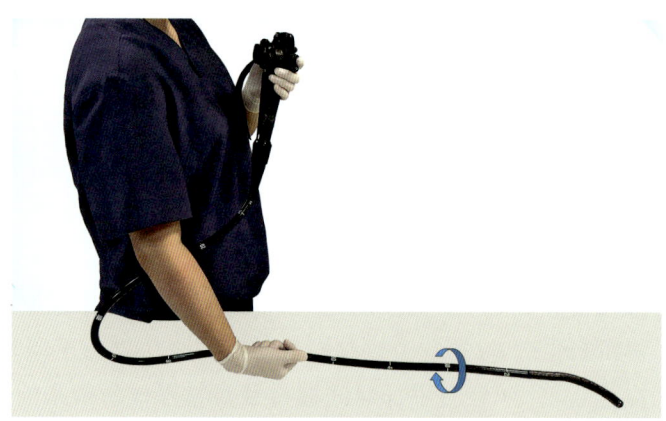

图 3-9 顺时针(右旋位)

2. **中间位** 根据肠腔行走方向,左手与右手相互配合,镜身轴复位到中间位(12 点)。如果逆时针旋拉平衡镜身不顺手时,稍退镜改为顺时针旋拉平衡镜身轴复位(12 点)至自由状态(图 3-10)。

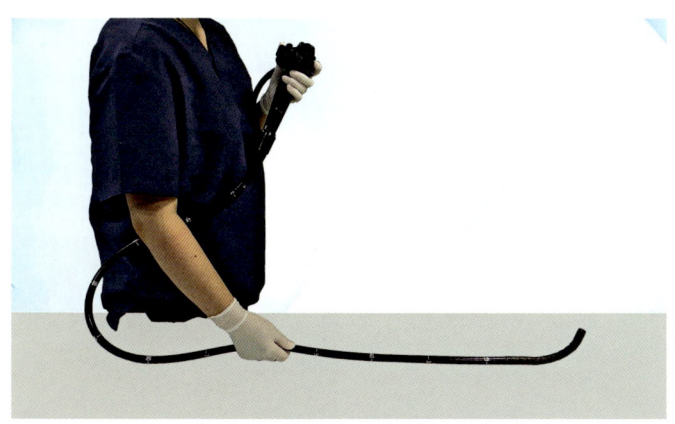

图 3-10　中间位

3. 逆时针　又称为左旋位。根据肠腔行走方向，左手与右手相互配合，逆时针旋拉平衡镜身轴，缩短半月皱襞之间的距离（图 3-11）。

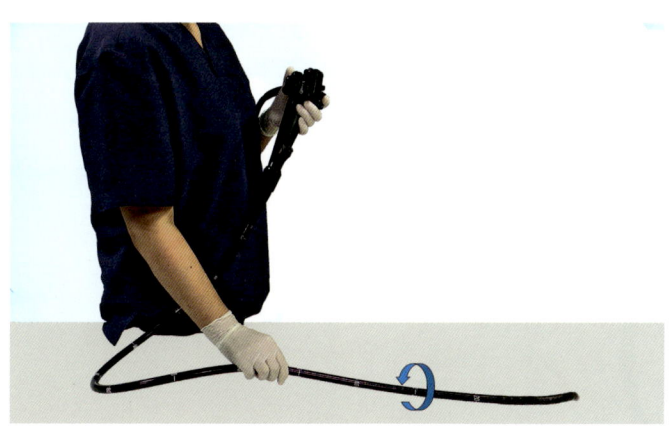

图 3-11　逆时针（左旋位）

二、旋拉平衡状态

（一）旋拉循腔进镜

直乙结肠移行处（RSJ）容易形成弯曲，初学者为了清楚观察肠腔行走方向，边循腔边注气，肠腔弯曲处由钝角变为锐角，气体由近端肠腔移向远端肠腔，并引起扩张，给循腔带来一定的困难。在正常情况下，边顺时针和（或）逆时针旋拉镜身轴，边寻找无名沟和黏膜皱襞。一旦发现无名沟和黏膜皱襞，将结肠镜镜端调整到 12 点，顺时针和（或）逆时针旋拉镜身轴循腔，边退镜循腔边按下角钮（图 3-12），顺时针旋拉暴露肠腔走向（图 3-13）。

（二）平衡自由状态

结肠镜调整到 12 点，顺时针和（或）逆时针将结肠镜镜端缓慢旋拉至 6 点并暴露肠腔走向（图 3-14）；继续旋拉平衡镜身轴，缩短结肠半月皱襞之间的距离（图 3-15）。如果旋拉平衡镜身轴不完全,直接影响缩短结肠半月皱襞之间的距离,力无法由镜身轴周围传导到镜端;如果一味盲目追求插镜速度,力传导常集中在镜身轴周围,使非固定的乙状结肠呈被弓状向上腹部抬举,横结肠中段下垂,出现肠管反常运动。肠袢最容易发生在非固定乙状结肠处,多数表现为α肠袢。乙状结肠α肠袢分腹侧α肠袢和背侧α肠袢,解除乙状结肠肠袢的基本方法如下。

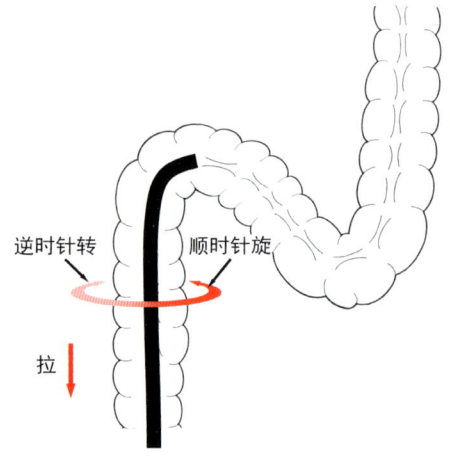

图3-12 镜端通过肠腔锐角

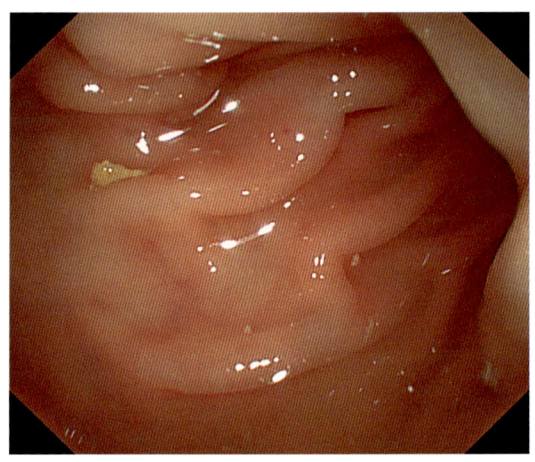

图3-13 横向黏膜皱襞

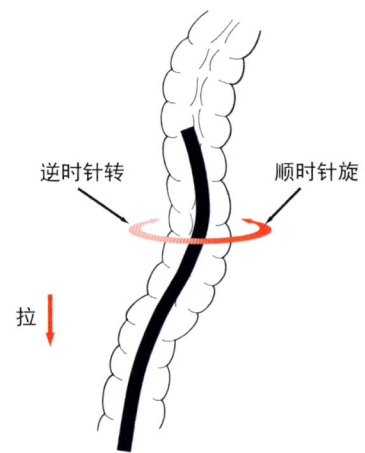

图3-14 镜端通过肠腔弯曲处

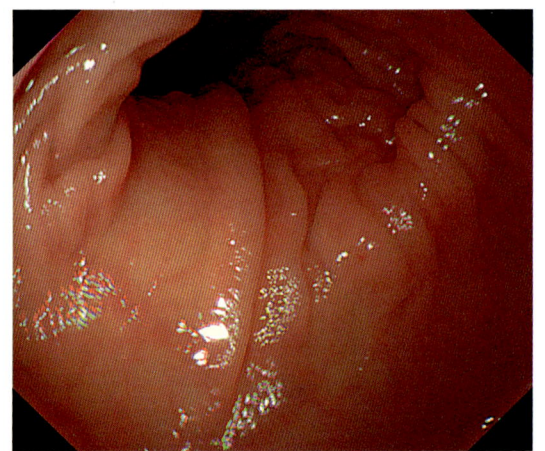

图3-15 纵向黏膜皱襞

1. α肠袢直径不变

(1) 腹侧α肠袢:选择顺时针(红色箭头)旋拉平衡镜身轴为主,逆时针(浅红色箭头)旋拉平衡镜身轴为辅的循腔方式(图3-16),肠袢直径变小不明显,说明解除肠袢不完全,需要继续解除肠袢,肠袢直径由大变小,直至消失。

(2) 背侧α肠袢:选择逆时针(红色箭头)旋拉平衡镜身轴为主,顺时针(浅红色箭头)旋拉平衡镜身轴为辅的循腔方式(图3-17),肠袢直径变小不明显,说明解除肠袢不完全,需要继续解除肠袢,肠袢直径由大变小,直至消失。

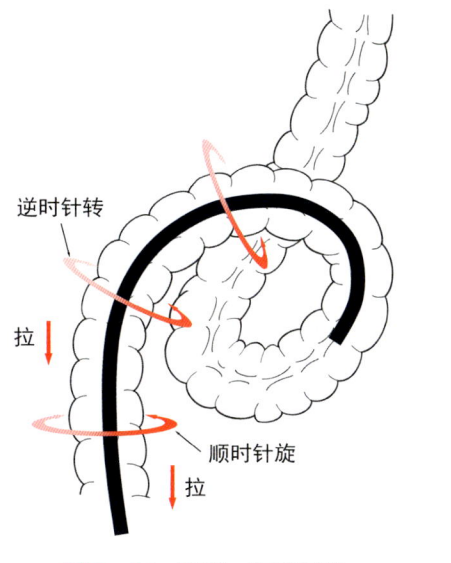
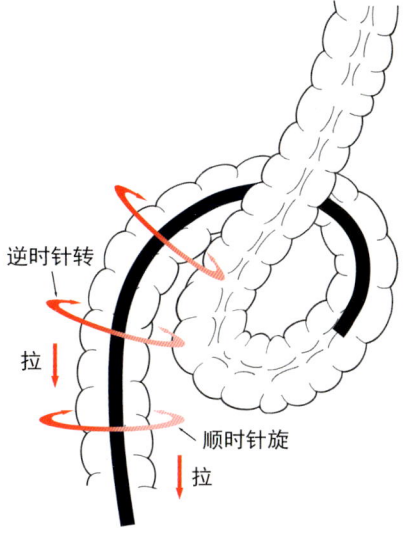

图 3-16 腹侧 α 肠袢循腔　　　　图 3-17 背侧 α 肠袢循腔

2. α 肠袢直径变小

(1) 腹侧 α 肠袢：应选择顺时针（红色箭头）旋拉平衡镜身轴为主，逆时针（浅红色箭头）旋拉平衡镜身轴为辅的循腔方式（图 3-18），肠袢直径由大变小，直至消失，说明完全解除肠袢。

(2) 背侧 α 肠袢：应选择逆时针（红色箭头）旋拉平衡镜身轴为主，顺时针（浅红色箭头）旋拉平衡镜身轴为辅的循腔方式（图 3-19），肠袢直径由大变小，直至取直，说明完全解除肠袢。

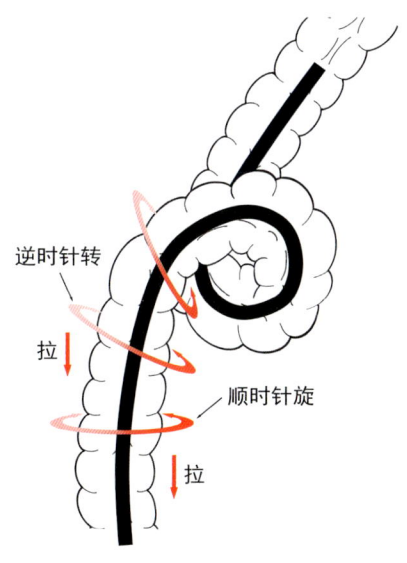
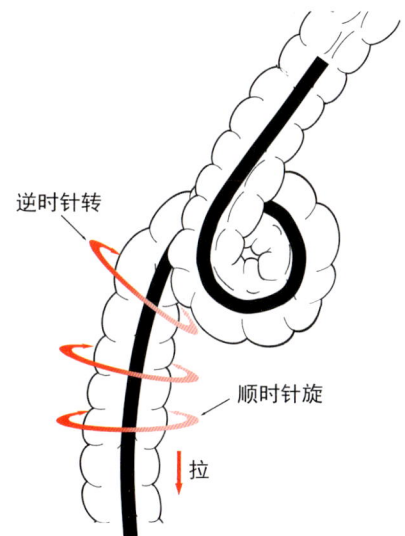

图 3-18 腹侧 α 肠袢直径变小　　　　图 3-19 背侧 α 肠袢直径变小

第三节　半月皱襞状态

一、未缩短半月皱襞

利用镜身轴与肠壁黏膜之间所产生的摩擦力,顺时针或(和)逆时针旋拉镜身,寻找通过肠腔的最佳角度,上下、左右角钮协调旋拉平衡镜身轴,使镜身轴不偏离肠腔,弯曲肠腔由锐角变为钝角(图3-20)。

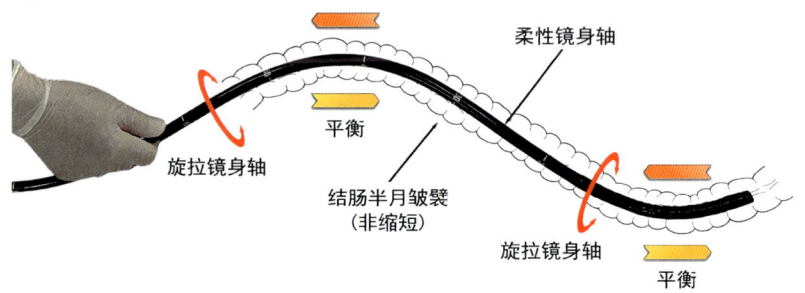

图3-20　非缩短半月皱襞

二、半缩短半月皱襞

对扩张和冗长的非固定乙状结肠应增加镜身轴与肠壁黏膜之间的摩擦力,对严重弯曲、狭小和重度肠粘连肠腔应减少镜身轴与肠壁黏膜之间的摩擦力。如果旋拉平衡镜身轴有阻力感,可能与缩短半月皱襞不对称有关,插镜力集中在镜身轴周围,难以顺利传导到镜端。建议不宜过度旋拉平衡镜身轴和缩短半月皱襞之间的距离,过度旋拉平衡镜身轴易损伤肠黏膜。应在旋拉平衡镜身轴中时寻找最佳角度,边旋拉平衡镜身轴边缩短半月皱襞之间的距离,切忌一次到位(图3-21)。

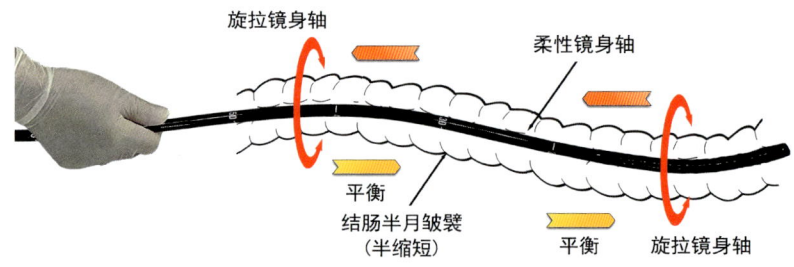

图3-21　半缩短半月皱襞

三、完整缩短半月皱襞

镜身轴在肠腔内处于自由状态,说明操作达到旋拉平衡镜身轴和缩短半月皱襞之间的距离要求,无需增加或减少镜身轴与肠壁黏膜之间的摩擦力,插镜力顺利由镜身轴传导到镜端(图3-22)。

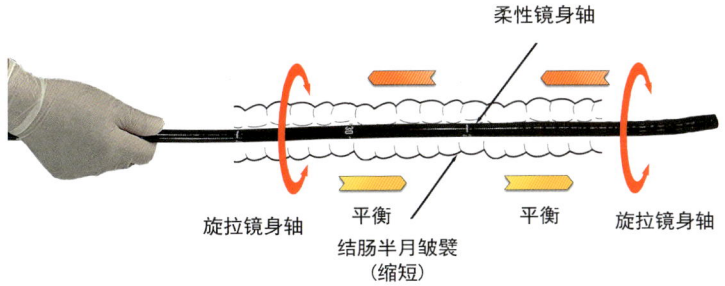

图3-22 缩短半月皱襞

旋拉平衡柔性镜身轴后,不要急于插镜。必须确认缩短乙状结肠半月皱襞之间的距离,镜身轴在肠腔内处于自由状态,力由镜身顺利传导到镜端。切忌盲目插镜,使镜身轴偏离肠腔并再次形成肠袢。顺时针和(或)逆时针旋拉柔性镜身轴时,如果高体质指数被检者需要增加镜身轴与肠壁黏膜之间的摩擦力(如镜端帽等),缩短非固定的乙状半月皱襞之间的距离(图3-23);如果低体质指数或(和)有腹部手术史(如剖宫产等)被检者,在旋拉柔性镜身轴时出现阻力感,非固定的乙状结肠难以取得平衡状态,切忌强行旋拉平衡镜身轴,尽量减少镜身轴与肠壁黏膜之间的摩擦力,如定时在镜身表面涂布凝胶状润滑剂(图3-24)。操作方法:① 选择细径结肠镜,无需置镜端帽,以顺时针或(和)逆时针旋拉平衡柔性镜身轴为主,降低肠粘连处出现撕裂或腹腔内出血等风险性。② 定时在柔性镜身轴表面涂布凝胶状润滑剂,减少镜身轴与肠壁黏膜之间的摩擦力。③ 变换被检者的体位,由左侧卧位变换为仰卧位,利用肠腔自身重量和气体移位,选择顺时针或逆时针旋拉平衡方法,耐心松解肠粘连部位,助手通过按压腹部来限制肠袢直径,也许是一种较为有效的操作方法。④ 遇到严重肠粘连或冗长乙状结肠,选用外套管内涂布亲水材料的单气囊内镜。

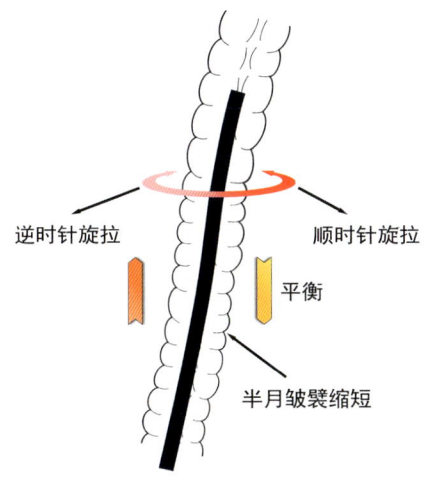

图3-23 旋拉平衡缩短半月皱襞

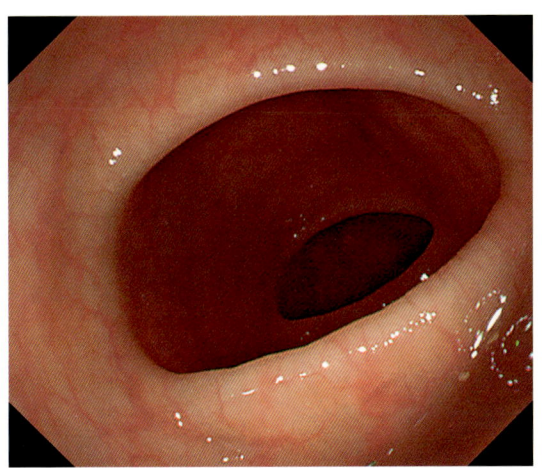

图3-24 减少肠腔弯曲

第四节　弯曲程度大小

曲率(curvature)表示曲线在某一点的弯曲程度。曲率越大,弯曲程度越明显;曲率越小,弯曲程度越不明显。描述一段曲线所需圆的半径越小,则曲率越大(图 3-25),反之曲率越小(图 3-26)。曲率半径(radius of curvature)与曲率呈反比关系。曲率半径等于曲率的倒数。曲率半径和曲率大小在一段曲线的各点处不是一成不变的,随着柔性镜身轴在肠腔内顺时针或(和)逆时针旋拉平衡时,不断改变曲率半径和曲率大小。根据肠腔行走方向、弯曲程度和伸展长短等,曲率半径小和曲率大,插镜力集中镜身轴周围难以传导到镜端;相反曲率半径大和曲率小,插镜力由镜身轴顺利传导到镜端。

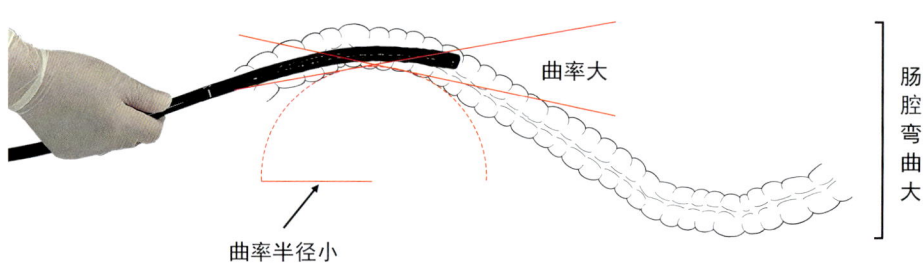

图 3-25　曲率大,曲率半径小

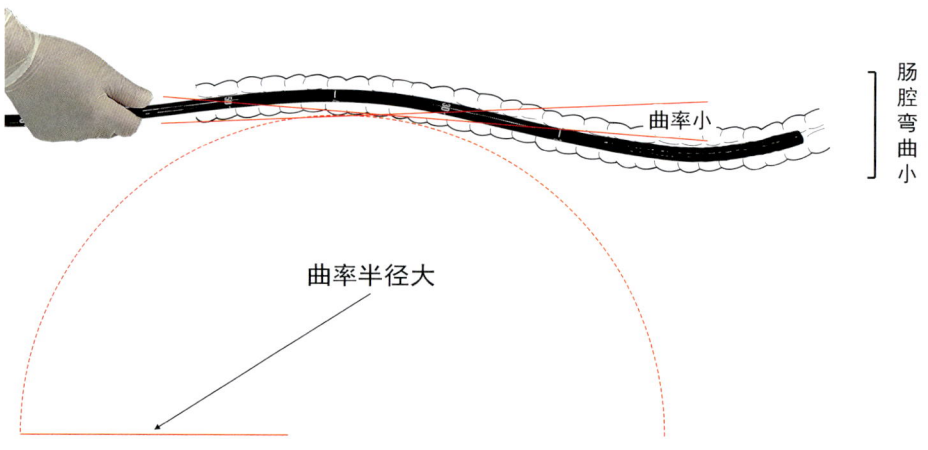

图 3-26　曲率小,曲率半径大

一、曲率半径与内镜直径

曲率半径大小与结肠镜直径的粗细有着密切联系。细径结肠镜适合曲率半径较小的肠腔,如腹部术后肠粘连、多发性结肠憩室、体型瘦小女性和结肠镜检查特别敏感等被检者,需要减少镜身轴与肠壁黏膜之间的摩擦力(镜身轴表面不断涂布润滑凝胶);粗径结肠镜适合曲率半径较大的肠腔,如肥胖体型、冗长乙状结肠、松弛扩张肠腔等被检者,需要增加镜身轴与肠壁黏膜之间的摩擦力(如镜端帽等)。

(一)细径结肠镜

曲率半径小和曲率大,相应肠腔弯曲变大。如果选择细径结肠镜循腔滑镜通过非固定乙状结肠,易引起镜身轴偏离肠腔,插镜力集中在镜身轴周围,力难以传导到镜端,弯曲肠腔由钝角转变锐角,引起肠腔过度伸展,形成形态不一的肠襻,增加被检者的痛苦。

(二)粗径结肠镜

曲率半径大和曲率小,相应肠腔弯曲变小。如果选择偏硬粗径结肠镜通过狭小、扭曲、粘连和弯曲肠腔时,会增加镜身轴与肠壁黏膜之间的摩擦力。尽管粗径结肠镜容易平衡镜身轴和缩短半月皱襞之间的距离,但旋拉解襻时会增加被检者的痛苦。

二、曲率半径与旋拉镜身

镜身轴通过非固定乙状结肠时,插镜力传导方向也不断变化。曲率半径变小,反之曲率变大,肠腔弯曲度随之变大;曲率半径变大,反之曲率小,肠腔弯曲度随之变小。① 曲率半径小的肠襻,曲率变大,镜身通过时,不受力传导的影响,顺时针或逆时针旋拉平衡柔性镜身轴,容易解除肠襻。② 曲率半径大的肠襻,由于力集中在镜身轴周围,阻碍力传导到镜端,使肠襻直径变大,解襻时比较困难,需要顺时针和(或)逆时针旋拉平衡镜身轴和助手协助按压腹部解襻。③ 乙状结肠顶端(S-top)容易形成拐杖现象,在曲率半径小和曲率大的情况下,选择被动弯曲结肠镜,重新分配肠壁轮廓,使曲率半径由小变大,曲率由大变小,解除拐杖现象。④ 根据曲率半径与镜身轴之间的关系,选择主动性解襻和被动性解襻,目的是降低被检者的痛苦。

第五节　复杂肠襻处理

"柔性轴平衡缩短法"的基本操作是顺时针和(或)逆时针旋拉平衡镜身轴和缩短半月皱襞之间的距离。肠腔弯曲由锐角变成钝角,增加或减少镜身轴与肠壁黏膜之间的摩擦力,以及控制肠腔内注气量是非常重要的操作环节。大肠是全长约 1.6 m 的管状脏器,由盲肠、结肠(升结肠、横结肠、降结肠、乙状结肠)及直肠组成。升结肠、降结肠和直肠均固定在后腹膜,非固定横结肠和乙状结肠被收纳在腹腔内。旋拉平衡镜身轴和缩短半月皱襞之间的距离,结肠镜抵达盲肠的长度约 80 cm。如果肠腔在过度伸展状态下插镜,通过降乙结肠移行处非常困难,不仅给被检者带来痛苦,而且会造成肠黏膜损伤和穿孔。为此"柔性轴平衡缩短法"是单人操作的关键技术,当被动弯曲结肠镜与受力肠壁黏膜接触时,可以重新分配结肠形态,防止力传导集中在镜身轴周围。根据结肠镜的结构特征,降低肠壁承受力,减少机械损伤肠黏膜所引起的出血或穿孔;通过顺时针或(和)逆时针旋拉镜身轴并寻找新的平衡点,有助于镜身轴在肠腔内保持自由状态。

一、肠袢形成基础

肠袢形成后力难以由镜身轴传导到镜端,往往集中在镜身轴和弯曲肠腔,引起肠腔过度伸展,肠袢直径由小变大,并给被检者带来不同程度的痛苦。肠袢一般分良性肠袢和恶性肠袢(图3-27):① 良性肠袢表现为腹侧α肠袢,肠袢直径小,一般不会给肠腔造成过多负担,顺时针旋拉平衡镜身轴和缩短半月皱襞之间的距离,解袢容易。② 恶性肠袢表现为腹侧α肠袢,肠袢直径大和复杂,顺时针旋拉平衡镜身轴和缩短半月皱襞之间的距离比较困难,如果继续插镜,肠腔弯曲度由钝角变为锐角,难以解袢。

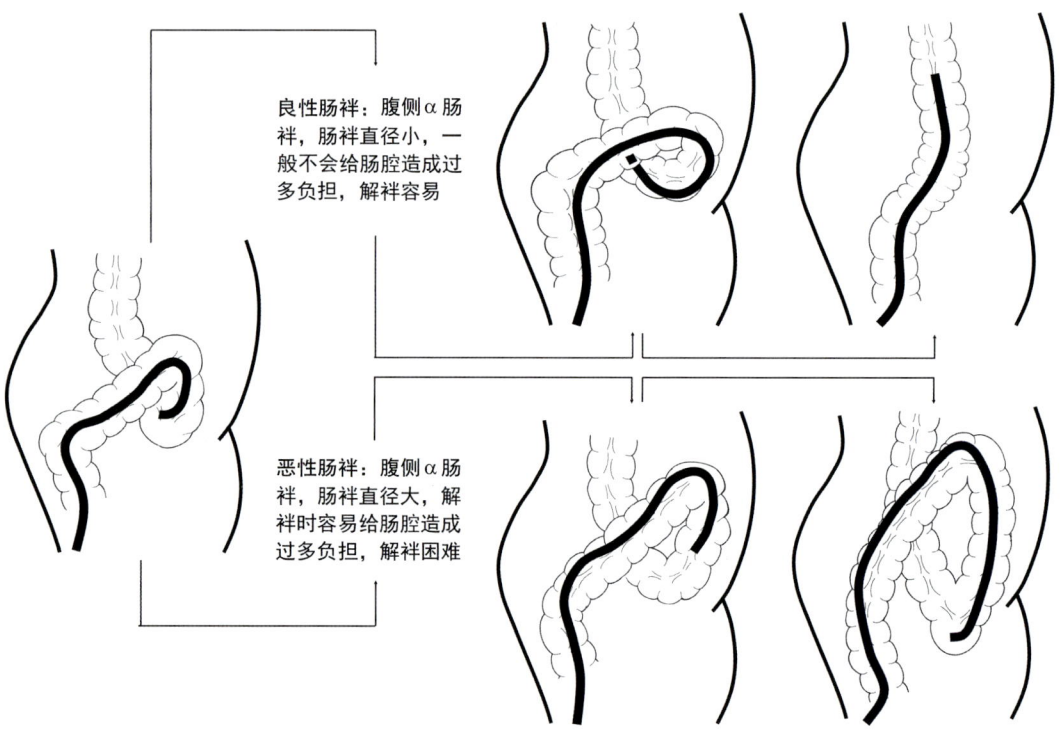

图 3-27　肠袢形成基础

肠袢由复杂变为简单,首先应了解肠腔的立体结构、内镜特征、镜端位置、肠腔长度和弯曲程度等整体状况,不断变换体位、控制肠腔内注气量和有效腹部按压。如果在肠腔内注入过量气体,使简单肠袢变成复杂肠袢,力无法由镜身轴传导到镜端,给解袢带来较大难度。为了避免肠腔扩张,将注气量控制到最小限度,掌握肠腔走向和弯曲程度,保持清楚观察视野的重要性。结肠镜景深与肠壁黏膜之间保持有效距离,顺时针或(和)逆时针旋拉平衡镜身轴,缩短半月皱襞之间的距离。另外,选择结肠镜直径和辅助设备非常重要,细径结肠镜适合瘦小腹部的解袢,尽量减少镜身轴与肠壁黏膜之间的摩擦力,镜身轴表面定时涂布凝胶状润滑剂,将复杂肠袢变成简单肠袢。如果细径结肠镜置镜端帽,增加镜身轴与肠壁黏膜之间的摩擦力,即使肠腔内注入少量气体,也能确保观察视野的清晰度,尤其对复杂肠袢的观察特别有效。

二、肠袢处理原则

如何在插镜时判断肠腔的弯曲程度:① 在扭曲状态下插镜,力无法由镜身轴传导到镜端,使简单肠袢转变为复杂肠袢,镜身轴处于停止不前状态。② 选择旋拉平衡镜身轴和缩短半月皱襞之间的距离,使复杂肠袢转变为简单肠袢。③ 如果边旋拉平衡镜身轴,边吸引肠腔内气体,辅助按压腹部,可防止肠袢再次形成。

1. **识别肠腔方向** 单纯循腔进镜容易引起肠腔过度伸展,选择旋拉平衡循腔可以避免肠腔过度伸展。保持景深与肠壁之间的距离,操作者的左手控制上下、左右角钮,协调右手旋拉平衡镜身轴。在旋拉平衡镜身轴时,不间断识别无名沟或皱襞行走方向,顺时针或(和)逆时针旋拉平衡镜身轴时,使肠腔处于垂直状态,暴露无名沟或皱襞行走方向。

2. **简单肠袢处理** ① N肠袢顺时针通过乙状结肠后形成α肠袢,该形态发生频率较高,顺时针旋拉平衡镜身轴和缩短半月皱襞后解袢。② γ肠袢多由肠腔过度伸展引起,常发生在降乙结肠移行处。③ 多见于非固定乙状结肠或横结肠弯曲处,选择顺时针或(和)逆时针旋拉平衡镜身轴,减少镜身轴与肠壁之间的摩擦力,缩短半月皱襞之间的距离。④ 未完全解除乙状结肠袢,继续插镜到横结肠,需要长时间解袢,难以解除复杂肠袢。

3. **复杂肠袢处理** ① 辅助按压腹部失败后,镜端退至直肠后重新边吸引、边插镜,柔性镜身轴旋拉—平衡—缩短可以纠正镜身轴偏离肠腔。② 辅助按压腹部,防止乙状结肠再次形成肠袢和横结肠下垂。③ 腹部术后肠粘连和(或)低体质指数被检者选择细径结肠镜,极度肥胖或复杂肠袢等选择粗径结肠镜。④ 置镜端帽增加镜身轴与肠壁黏膜之间的摩擦力。⑤ 对胃、肝脏或胰腺等术后,以及炎症引起严重粘连的被检者,可以选择亲水性外套管的单气囊内镜。

三、肠袢处理技巧

(一) N肠袢

镜身轴通过直乙结肠移行处后,行走路线自上而下,拐弯后自下而上,镜身轴通过弯曲的降乙结肠移行处进入降结肠,呈"N"状改变,称N肠袢(图3-28),力集中在镜身上下二端,解袢方法如下。

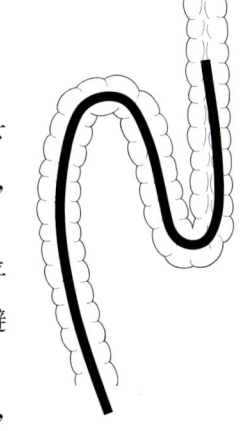

图3-28 N肠袢

1. **镜身解袢** 在非固定乙状结肠内,逆时针或(和)顺时针旋拉平衡镜身轴,缩短半月皱襞之间的距离,耐心寻找乙状结肠行走方向,避免镜身偏离肠腔。

2. **变换体位** 特别是腹部术后肠粘连或低体质指数女性被检者,即使镜端调整到12点,操作者控制上下角钮比较困难,变换被检者体位非常重要,并按压腹部的镜身弯曲部后插镜。

3. **置镜端帽** 增加镜身轴与肠壁黏膜之间的摩擦力,置镜端帽的目的是吸引肠腔内气体后,在肠腔缩小状态下顺时针和(或)逆时针旋拉平衡镜身轴,防止非固定乙状结肠过度伸展和再次形成 N 袢。

(二) M 肠袢

冗长乙状结肠连续 2 处以上弯曲,称 M 肠袢。结肠镜在高位乙状结肠顶端(S-top)容易形成拐杖现象。第一个 M 袢出现在低位 S-top,第二个和(或)第三个 M 袢出现在高位 S-top。如果两个以上肠袢出现在 S-top,应选择逆时针或(和)顺时针旋拉平衡镜身轴和缩短半月皱襞之间的距离,部分高位 S-top 出现 N 肠袢或 M 肠袢,容易给被检者带来痛苦。

(三) α 袢

1. **α 袢分型** α 袢分腹侧 α 袢、背侧 α 袢、逆腹侧 α 袢和逆背侧 α 袢。结肠镜插入直肠,向右进入非固定乙状结肠,沿着腹侧乙状结肠向左积圈并进入降结肠,称腹侧 α 袢(图 3-29)。结肠镜插入直肠,向右进入非固定乙状结肠,沿着背侧乙状结肠向左积圈并进入降结肠,称背侧 α 袢(图 3-30)。结肠镜插入直肠,向左进入非固定乙状结肠,沿着腹侧乙状结肠向右积圈并进入降结肠,称逆腹侧 α 袢(图 3-31)。结肠镜插入直肠,向左进入非固定乙状结肠,沿着背侧乙状结肠向右积圈并进入降结肠,称逆背侧 α 袢(图 3-32)。

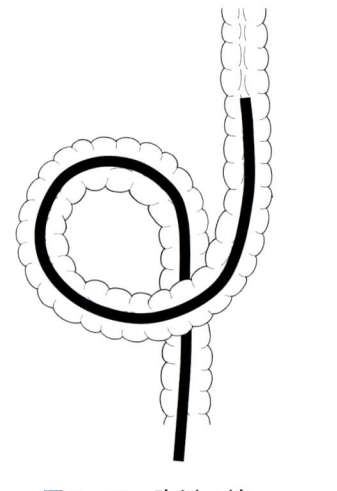
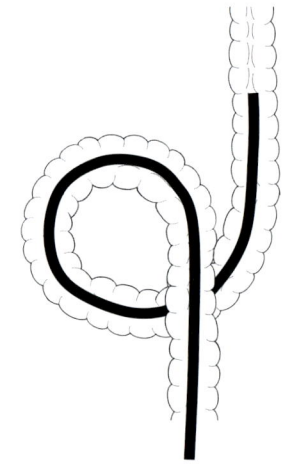

图 3-29 腹侧 α 袢　　　　　　图 3-30 背侧 α 袢

2. **解除 α 肠袢技巧**

(1) 旋拉平衡解袢:① 腹侧 α 袢直径较大,如果处理不当容易形成 N 袢,选择顺时针为主旋拉平衡镜身轴和缩短半月皱襞之间的距离,直至旋直镜身为止。② 背侧 α 袢应选择逆时针为主旋拉平衡镜身轴和缩短半月皱襞之间的距离,不断比较顺时针和逆时针旋拉肠腔时的形态变化,如果肠腔由小变大,说明解袢方向正确,如果肠腔形态由大变小,说明解袢方向不正确,需要及时纠正。③ 逆腹侧 α 袢,随着年龄增长,降乙结肠移行处容易

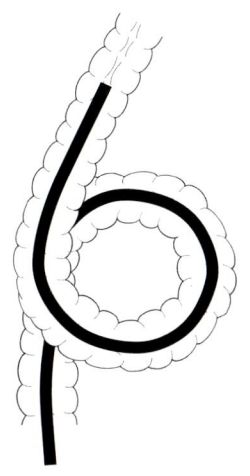
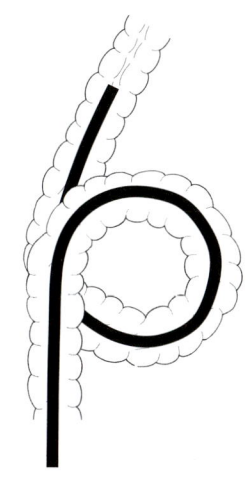

图 3-31 逆腹侧α袢　　　　　图 3-32 逆背侧α袢

引起松弛,解除逆腹侧α袢较腹侧α袢困难,根据肠腔形态变化,随时调整逆时针和顺时针旋拉平衡镜身轴和缩短半月皱襞之间的距离,选择最佳方向进镜。④ 逆背侧α袢应选择顺时针为主旋拉平衡镜身轴和缩短半月皱襞之间的距离,不断观察旋拉时肠腔形态变化,及时调整旋拉平衡镜身方向。

（2）时针旋拉解袢

1）顺时针旋拉：适合解除乙状结肠腹侧α袢（图 3-33）和逆背侧α袢（图 3-34）。① 充分吸引肠腔多余气体。② 利用镜端帽顺时针旋拉镜身,与肠壁之间产生摩擦力,不断顺时针和(或)逆时针旋拉平衡镜身轴,缩短半月皱襞之间的距离。③ 通过旋拉平衡镜身轴,由弯曲变直,避免镜身轴偏离肠腔,防止肠腔过度伸展,降低被检者的痛苦。④ 通过

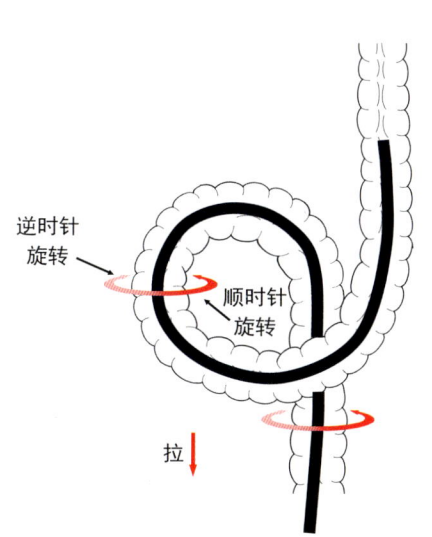
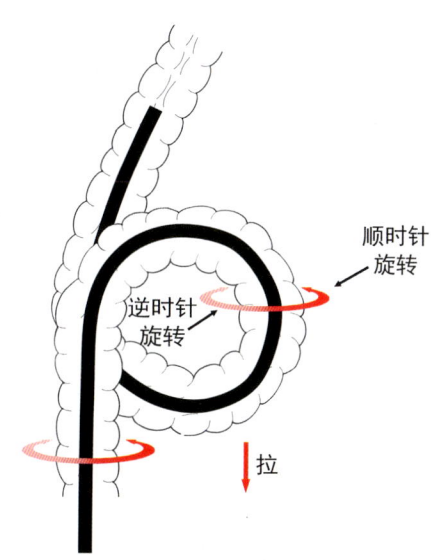

图 3-33 解除腹侧α袢　　　　　图 3-34 解除逆背侧α袢

顺时针(红色箭头)和逆时针(浅红色箭头)旋拉和平衡镜身轴,将向右行走的乙状结肠纠正到左侧腹腔,解除腹侧α肠袢或逆背侧α肠袢。⑤ 取直肠腔后插镜。

2) 逆时针旋拉:适合解除乙状结肠背侧α袢(图3-35)和逆腹侧α袢(图3-36)。① 充分吸引肠腔内多余气体。② 利用镜端帽和以逆时针旋拉镜身轴为主,或结合顺时针旋拉,与肠壁黏膜之间产生摩擦力,不断平衡镜身轴和缩短半月皱襞之间的距离。③ 通过不断旋拉,使镜身轴弯曲部分变直,避免镜身轴偏离肠腔,防止肠腔过度伸展,降低被检者的痛苦。④ 不断逆时针(红色箭头)和顺时针(浅红色箭头)旋拉,解除背侧α肠袢或逆腹侧α肠袢,乙状结肠位置恢复到左侧腹腔。⑤ 取直乙状结肠后,尝试施力插镜,如果失败,重复逆时针旋拉平衡镜身轴和缩短半月皱襞之间的距离。

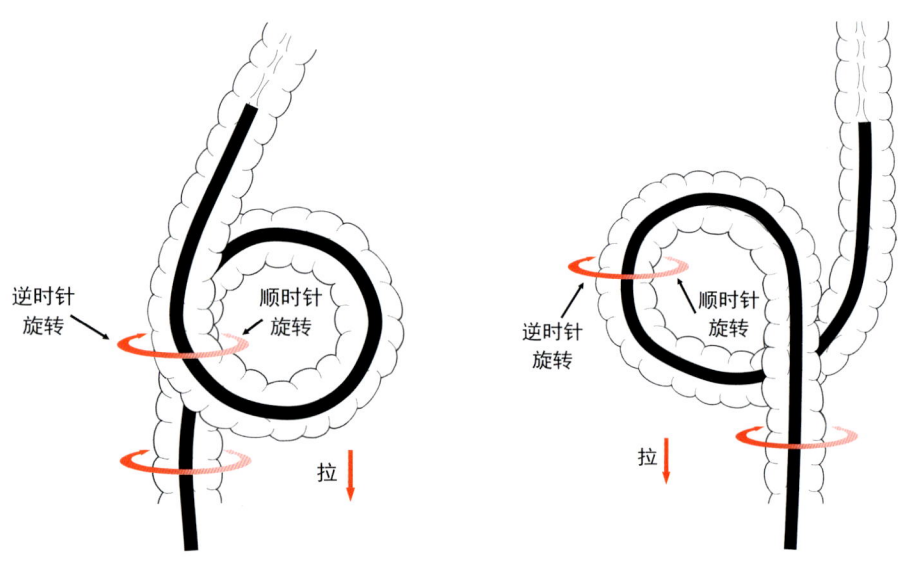

图3-35　解除背侧α袢　　　图3-36　解除逆腹侧α袢

(四) γ袢

结肠镜通过非固定乙状结肠时,由于未充分旋拉平衡镜身轴和缩短半月皱襞之间的距离,导致肠腔过度伸展形成γ袢(图3-37)。γ袢形成原因:① 固定直肠与降结肠之间为非固定乙状结肠,在解袢时未充分旋拉平衡镜身轴和缩短半月皱襞之间的距离,插镜过程中导致肠腔过度伸展,形成γ袢。② 如果继续插镜,使肠袢直径变大,会增加被检者的痛苦。③ 结肠镜通过非固定横结肠时,横结肠容易下垂、过度伸展和形成γ袢。④ 辅助插镜(如改变体位和按压腹部等)仍无法抵达盲肠,中途应及时更换1.6 m长型结肠镜。⑤ 形成γ袢与插镜方式和过度注气有关。建议控制肠腔注气量,按压腹部,选择逆时针或(和)顺时针旋拉平衡镜身轴,缩短半月皱襞之间的距离,经多次操作,可有效地避免γ袢再次形成。

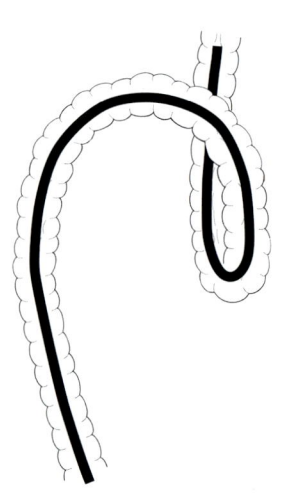

图3-37　γ肠袢

第六节 形成拐杖现象

乙状结肠顶端(top of sigmoid colon, S-top)由低位 S-top 的直乙结肠移行处(RSJ)和高位 S-top 的降乙结肠移行处(SDJ)组成。从解剖角度看,结肠镜先端弯曲部越过距肛缘(anal verge, AV)10~15 cm 的 RSJ,称低位 S-top(图 3-38);结肠镜先端弯曲部越过距肛缘 30~40 cm 的 SDJ,称高位 S-top(图 3-39)。尽管每位被检者的低位和高位 S-top 的形态变化多样,但旋拉平衡镜身轴循腔可以预测肠腔的行走方向。

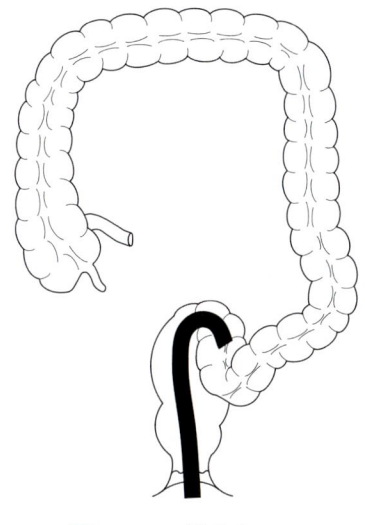

图 3-38 低位 S-top

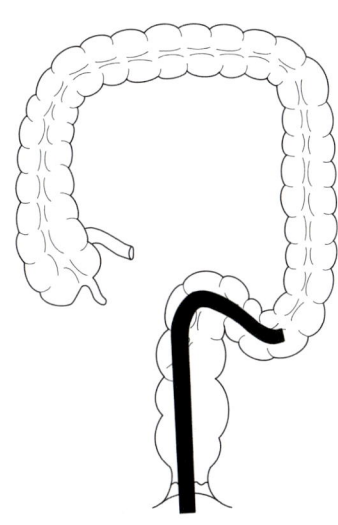

图 3-39 高位 S-top

一、S-top 操作

(一) 低位 S-top

结肠镜插入直肠后,尽量在直肠-腹膜反折下方(Rb)和直肠-腹膜反折上方(Ra)少注气或不注气,如果肠腔暴露不清楚,可以注入少量温水,避免结肠镜接触肠壁黏膜后加快肠蠕动,影响肠腔观察视野:① 结肠镜通过 RSJ 时,不要急于插镜,首先吸引肠腔内多余气体,使肠腔处于既不影响视野观察又能顺利通过微开放状态,利用顺时针或(和)逆时针旋拉平衡镜身轴,缩短半月皱襞之间的距离,有利于解除低位 S-top 的拐杖现象。② 结肠镜通过 SDJ 时,预先将结肠镜镜端调整到 12 点,左手控制角钮协助右手,顺时针或(和)逆时针旋拉平衡镜身轴寻找肠腔,确定肠腔行走方向后暴露肠腔,吸引多余气体后插镜。③ 插镜进入远处肠腔后,再次吸引肠腔内多余气体,缩短半月皱襞之间的距离,解除高位 S-top 的拐杖现象。根据被检者的个体差异,选择不同体位:① 腹部非手术的被检者,无须变换体位(以左侧卧位为主)。② 有腹部手术史伴肠粘连者,如果左侧卧位插镜容易牵拉肠管与肠管、肠管与腹膜或肠管与腹腔内脏之间的粘连纤维带，容易引起肠腔过度伸展。③ 低位 S-top 随气体分布和由于重力下垂的缘故，取左侧卧位容易引起肠腔移位和肠腔过度伸展，直接影响力由镜身传导到镜端。④ 重度肠粘连时低位 S-top 多见闭合肠腔，取左侧卧位插镜易引起肠腔过度伸展。⑤ 高位 S-top 多见左侧肠腔形成腹侧 α 袢和背侧 α 袢，取仰卧位容易顺时针或（和）逆时针旋拉平衡镜身轴和缩短半月皱襞之间的距离，降低 S-top 高度可以保持肠腔直线化，为下一步操作提供良好的条件。

（二）高位 S-top

冗长乙状结肠易引起高位 S-top，结肠镜通过乙状结肠时，顺时针或（和）逆时针旋拉平衡镜身轴和缩短半月皱襞之间的距离，目的是降低 S-top 的高度。① 结肠镜通过距肛缘 20 cm 处，吸引乙状结肠内的多余气体，缩短半月皱襞之间的距离。② 如果肠腔内注入过多气体，易引起肠腔过度伸展和肠袢形成，增加被检者的痛苦。③ 结肠镜通过高位 S-top 时，在结肠镜端部置镜端帽，便于吸引肠腔内多余气体，增加镜身轴与肠壁黏膜之间的摩擦力，有利于旋拉平衡镜身轴和缩短半月皱襞之间的距离。

二、拐杖现象

普通结肠镜先端弯曲部通过锐角肠腔，如直乙结肠移行处（RSJ）、降乙结肠移行处（SDJ）和脾曲等，力难以从镜身轴传导到镜端，力集中于镜身轴周围。如果继续插镜易引起肠腔过度伸展，普通结肠镜先端弯曲部无法适应肠壁轮廓形态，形成类似老人的代步行走弯曲拐杖，称拐杖现象。许多初学者插镜以循腔滑镜为主，镜身轴容易偏离肠腔，如果采用不正确的插镜或解袢方法，易并发肠穿孔。如果结肠镜通过 RSJ 时形成拐杖形态，称低位拐杖现象；如果通过 SDJ 时形成拐杖形态，称高位拐杖现象（图 3-40）；如果力集中在镜身轴周围而无法传导镜端，在非固定乙状结肠处易形成 N 肠袢；如果在脾曲处形成拐杖形态，称脾曲拐杖现象（图 3-41）。

为了避免在低位 S-top、高位 S-top 和脾曲等部位出现拐杖现象，在结肠镜弯曲起始部与镜身末端之间设计被动弯曲功能。一旦结肠镜接触受力肠壁时，被动弯曲接触肠壁轮廓形态后，重新适应肠壁轮廓新形态，利用肠壁受力部分推动结肠镜向前推进，有效地降低拐杖现象的发生率。如果结肠镜先端部通过脾曲弯曲处仍有困难，被检者取右侧卧位，也许会获得意外的插镜效果。解除脾曲拐杖现象的方法：① 如果将结肠镜镜端调整到 12 点，顺时针旋拉平衡镜身轴，脾曲由锐角变为钝角，如果结肠镜调整时有阻力感，建议将结肠镜镜端反向调整到 12 点，逆时针旋拉平衡镜身轴。② 在顺时针和（或）逆时针旋拉平衡镜身轴时，吸引肠腔内多余气体，也许结肠镜会自然进入横结肠。③ 以上两种方法不奏效时，将结肠镜退至降结肠中段或乙状结肠，吸引肠腔多余气体后，再次顺时针或（和）逆时针旋拉平衡镜身轴，助手配合在腹部按压并阻止乙状结肠呈"N"形弯曲和脾曲向膈下伸展后插镜。④ 或者被检者体位由仰卧位改变为右侧卧位，让乙状结肠内气

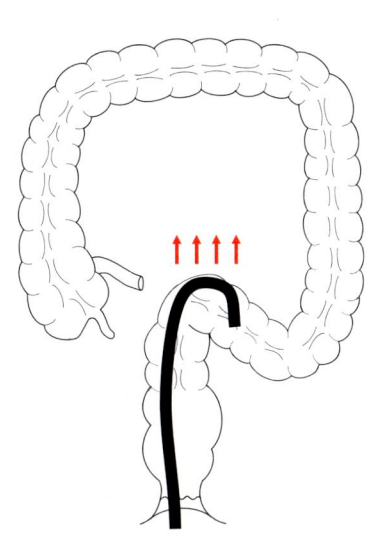
图 3-40 乙状结肠形成拐杖现象

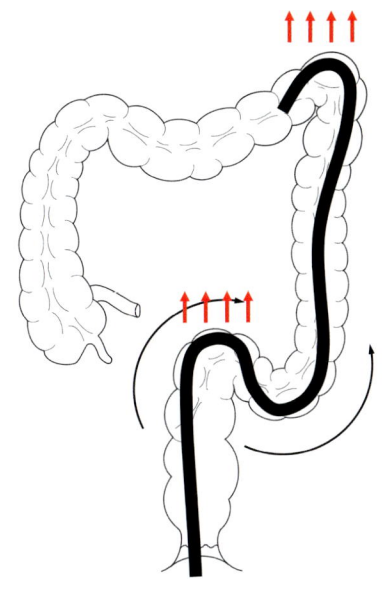
图 3-41 脾曲形成拐杖现象

体移向脾曲和横结肠,使脾曲锐角变为钝角,这样有利于力由镜身轴传导到镜端。

总之,体质指数(BMI)≥28.0 kg/m² 的肥胖型或≤16.0 kg/m² 的消瘦型被检者容易形成拐杖现象。普通结肠镜解除拐杖现象比较困难,选择被动弯曲设计的结肠镜可避免低位 S-top、高位 S-top 和脾曲的拐杖现象,尤其适合腹部手术或(和)妇产科手术后严重肠粘连及炎症性肠病(inflammatory bowel disease,IBD)被检者,避免肠管过度伸展和肠襻形成是非常关键的环节。

三、部位操作

(一) 乙状结肠

1. 低位 S-top　距肛缘 20 cm 处见明显弯曲行走肠腔。如果一味追求结肠镜快速通过直乙结肠移行处(RSJ),镜身轴容易偏离 RSJ,形成较大的 N 肠襻;如果继续插镜,力难以通过镜身轴传导到镜端,形成低位 S-top 拐杖现象。

2. 高位 S-top　距肛缘 30~40 cm 处见明显弯曲行走肠腔。如果忽略高位 S-top 形成,肠腔内过度注气,力难以通过镜身轴传导到镜端;如果继续插镜,形成高位 S-top 拐杖现象;如果一味追求结肠镜快速通过降乙结肠移行处(SDJ),镜身轴容易偏离 SDJ,形成 M 襻、α 襻和 γ 襻;如果选择不规范插镜和解襻方式,容易并发肠穿孔。

(二) 脾曲

如果选择被动弯曲设计的结肠镜通过脾曲,顺时针和(或)逆时针旋拉平衡镜身轴,非固定乙状结肠和横结肠处于自由状态;如果选择普通结肠镜通过脾曲,脾曲肠壁将推移至横膈膜左上方,并形成拐杖现象;如果继续插镜,容易在高位 S-top 处的肠腔过度伸展和形成肠袢,力难以通过镜身轴传导到镜端,导致结肠镜无法越过脾曲。

(三) 横结肠

与非固定乙状结肠比较,横结肠走向比较简单。结肠镜不易在非固定横结肠偏位,较少形成复杂的肠袢。如果力难以传导到镜端,多见镜身轴偏离肠腔或无法处理恶性肠袢。横结肠袢多见于腹壁肥胖的被检者,容易形成单个或多个腹侧或背侧α袢,需要花费很多时间解袢,个别肠袢难以解除。

第七节 变换体位时机

虽然结肠镜操作技术水平不断提高、结肠镜设备不断改良,但至今仍有许多操作医生认为结肠镜是一种比较痛苦的检查。以无痛苦结肠镜检查为目标,提高被检者的耐受性,通过非固定乙状结肠时变换体位,在单人操作中扮演着重要角色。结肠镜检查常规取左侧卧位,观察肛门周围后插镜。有人认为结肠镜通过非固定乙状结肠时,取仰卧位有利于插镜。但笔者认为被检者除腹部手术后粘连外,一般无需变换体位,结肠镜通过乙状结肠时,保持左侧卧位有利于插管。

普通结肠镜通过乙状结肠时,在乙状结肠顶端(S-top)处容易形成拐杖现象。如果把结肠镜的弯曲部起始处与镜身末端之间设计成被动弯曲结肠镜,即使不变换体位,也能顺利通过S-top。普通结肠镜通过乙状结肠取仰卧位的原因:① 利用重力使肠腔角度由锐角变为钝角。② 随着移动的空气和液体被充分吸引,达到缩短半月皱襞之间距离的效果。③ 利用自身重量移动,结肠镜随自身重量通过乙状结肠,同时吸引肠腔内多余气体,并缩短半月皱襞之间的距离。

一、左侧卧位

左侧卧位是单人操作的基本体位(图3-42)。

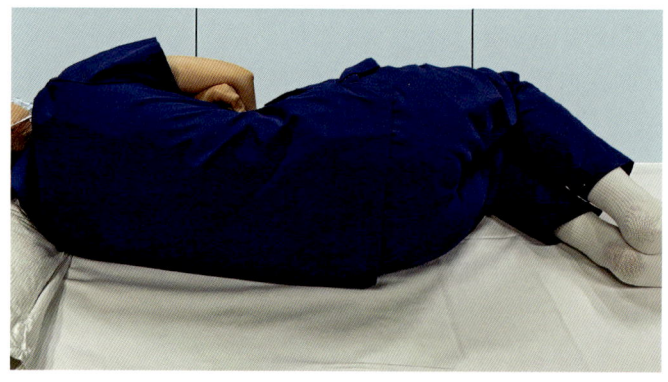

图3-42 左侧卧位

1. 非固定弯曲肠腔　利用重力作用将肠腔内的气体移向乙状结肠、降结肠、横结肠和升结肠,改变非固定乙状结肠和横结肠的行走方向,肠腔弯曲处由锐角转变为钝角,如直乙结肠移行处(RSJ)、降乙结肠移行处(SDJ)和脾曲等,便于操作者插镜。如果无法解除非固定乙状结肠袢、缩短冗长乙状结肠、纠正误判解袢方向和镜身轴偏离肠腔等,建议及时变换体位,由左侧卧位改变为仰卧位。

2. 非固定肠腔转折点(turning point)　主要表现:① 在直乙结肠移行处(RSJ)难以辨认闭合肠腔或皱襞行走方向,多见于低位乙状结肠顶端(S-top)。② 非固定乙状结肠处于缩短状态时,在降乙结肠移行处(SDJ)难以辨认肠腔闭合或皱襞行走方向,多见于高位乙状结肠顶端(S-top)。③ 冗长乙状结肠容易引起α袢或逆α袢等,取仰卧位比左侧卧位更容易解除肠袢。

3. 传导与拐杖现象　结肠镜通过直乙结肠移行处(RSJ)和降乙结肠移行处(SDJ)时,如果未选择顺时针和(或)逆时针旋拉平衡镜身轴和缩短半月皱襞之间距离的方法,力集中在镜身周围而难以传导到镜端,会引起肠腔过度伸展;继续插镜并通过RSJ或SDJ,容易形成拐杖现象。

4. 蠕动与辅助插镜　结肠镜操作不当容易刺激肠管,引起蠕动加快,减少观察肠黏膜面积,延长结肠镜的操作时间。最简单的方法是用温水辅助注水,可以改善肠腔脱水状态、减缓肠蠕动,减少镜身轴与肠壁黏膜之间的摩擦力,增加自身重力,协助旋拉平衡镜身轴和缩短半月皱襞之间的距离。

5. 粘连与体位改变　受炎症和腹部手术粘连的影响,如子宫切除术、卵巢疾病手术和放射线治疗等引起腹腔周围组织粘连,操作时切忌强行通过粘连处,引起粘连组织的撕裂。应及时变换体位,左侧卧位改变为仰卧位或右侧卧位为宜。

肠道空气分布(图3-43):根据肠腔压力作用,取左侧卧位,气体流向升结肠、横结肠(肝曲)、乙状结肠(肛侧缘)和直肠。① 直肠聚集大量气体,及时吸引多余气体和控制注气量。② RSJ弯曲处应控制注气量,缩短乙状结肠(肛侧缘)半月皱襞之间的距离。③ 控制乙状结肠注气量,缩短乙状结肠(口侧缘)半月皱襞之间的距离,结肠镜能顺利通过SDJ。

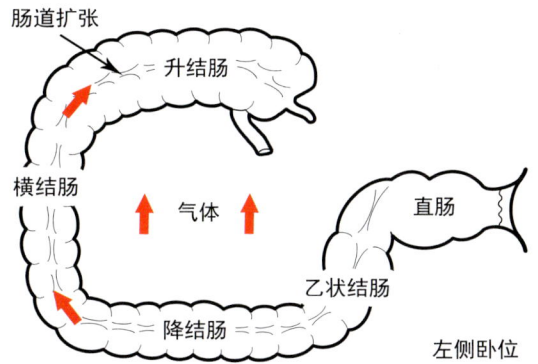

图3-43　左侧卧位肠道气体分布

二、仰卧位

仰卧位插镜(图3-44):适合于永久性回肠造瘘术或结肠造口术、下肢行动不便、意识模糊的被检者,以及需要按压腹部取仰卧位。笔者认为被检者取仰卧位时不主张"翘二郎腿",其原因是:① 两腿伸直可以减少腹肌紧张,方便按压腹部,长时间"翘二郎腿"可能引起下肢血循环障碍。② 平放双肢有利于牵拉乙状结肠,便于操作者缩短半月皱襞之间的距离。③ 麻醉时配合护士不必单独看管被检者的肢体滑落,影响内镜医师的正常操作。肠道空气分布(图3-45):根据肠腔压力作用,气体集中在非固定乙状结肠和横结肠。

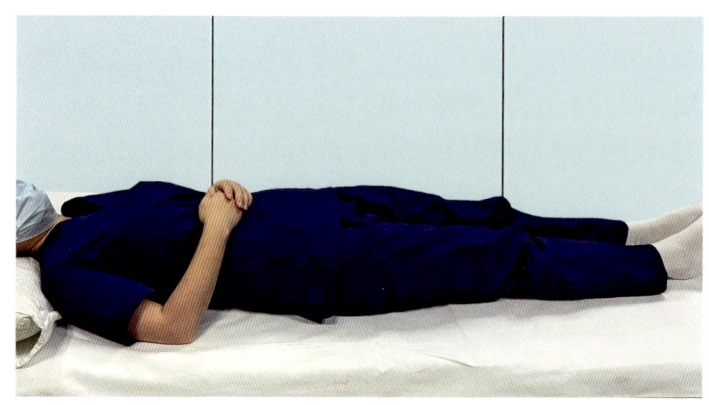

图3-44 仰卧位

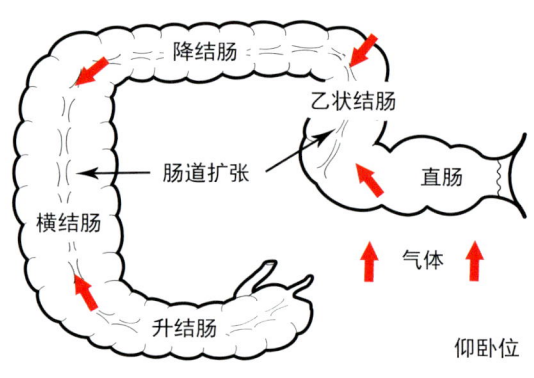

图3-45 仰卧位肠道气体分布

1. **高低位S-top** 仰卧位较容易改变S-top角度(由锐角转变成钝角),结肠镜能顺利通过直乙结肠移行处(RSJ)。

2. **按压腹部操作** 助手在背弓状弯曲的RSJ处垂直向耻骨方向按压,防止结肠镜弯曲部形成拐杖现象,避免力传导集中在镜身轴的周围。

3. **脾曲拐杖现象** 由于在非固定乙状结肠内未充分吸引多余气体,力传导集中在镜身轴的周围,在乙状结肠形成肠袢,力无法传导到镜端,脾曲处形成拐杖现象;顺时针和(或)逆时针旋拉平衡镜身轴后,在肠袢上方向左下腹按压,协助力由镜身轴传导到镜端。

4. **复杂粘连插管** ① 女性腹部手术后盆腔内肠粘连(剖宫产、子宫切除和节育术等),特别适合剖宫产横切口。② 左侧肾脏切除术或脾脏切除术后容易引起脾曲处粘连。③ 胃切除术容易引起中上腹处粘连。④ 右侧肾脏切除术、胆道取石术、胆囊切除术和胰腺切除术等容易引起肝曲处粘连。

三、右侧卧位

取右侧卧位(图3-46):适合于非固定肠袢形成,并引起困难的单人操作法,将仰卧位或左侧卧位转换成右侧卧位。

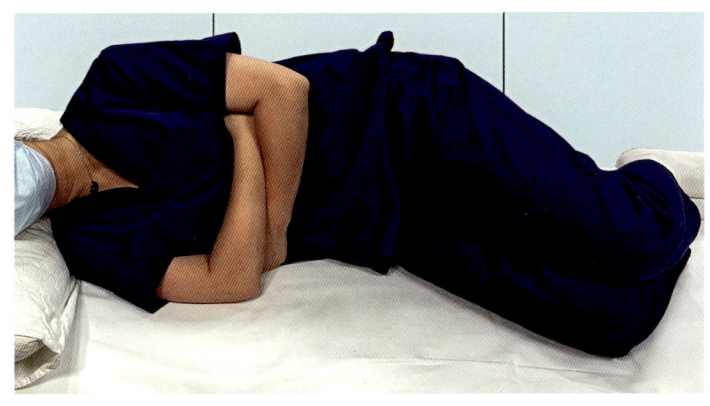

图 3-46　右侧卧位

1. **重度肠粘连**　非固定乙状结肠术后引起重度和(或)复杂肠粘连,左侧卧位和仰卧位无法解除肠腔弯曲和肠袢,力难以传导到镜端而集中在镜身轴周围。取右侧卧位也许是最佳的选择。

2. **弯曲移行处**　通过冗长乙状结肠操作仍难以缩短半月皱襞之间的距离,特别是多处弯曲和肠袢形成的乙状结肠,力集中在镜身轴周围并难以传导到镜端,取左侧卧位或仰卧位,结肠镜通过降乙结肠移行处(SDJ)失败后,可以尝试右侧卧位操作。

肠道空气分布(图 3-47):根据肠腔压力作用,气体集中在左半结肠,如非固定乙状结肠、部分横结肠和降结肠。取右侧卧位使扩张的弯曲肠腔由锐角转变为钝角,不间断吸引肠腔内多余气体,有助于顺时针和(或)逆时针旋拉平衡镜身轴和缩短半月皱襞之间的距离,有利于力由镜身轴周围传导到镜端。

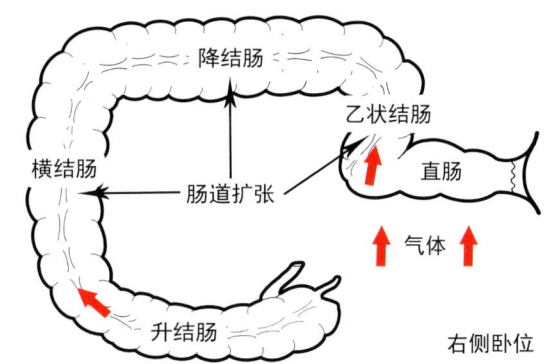

图 3-47　右侧卧位肠道气体分布

四、俯卧位

超肥胖体型者的肠腔弯曲多见钝角,但腹腔宽大、肠道伸展和乙状结肠冗长,应选择镜身硬而长的结肠镜。力由镜身轴传导到镜端较容易,结肠镜通过脾曲后,镜身轴容易偏离非固定乙状结肠和横结肠,引起肠腔伸展和肠袢形成。超肥胖体型者需要按压腹部,但难以确定肠袢的行走方向,为此变换体位很重要。在无法解决操作问题的情况下,被检者取俯卧位,操作者选择顺时针和(或)逆时针旋拉平衡镜身轴,也许会获得良好的效果(图 3-48)。但取俯卧位可能会引起被检者的生理性改变,特别是在麻醉状态下,易导致心肺功能障碍等并发症。俯卧位原理是利用被检者的体重压迫腹部,增加腹壁压力,肠腔内气体游离至升结肠和降结肠,防止乙状结肠和横结肠伸展,但一般不采用这种体位。如果结肠镜顺利抵达肝曲,在通过肝曲很困难的情况下,取右侧卧位插镜,也许会获得意外的效果;取仰卧位插镜,增加结肠内镜硬度和按压腹部,使肠道内气体进入降结肠,容易缩短横结肠至升结肠半月皱襞之间的距离。

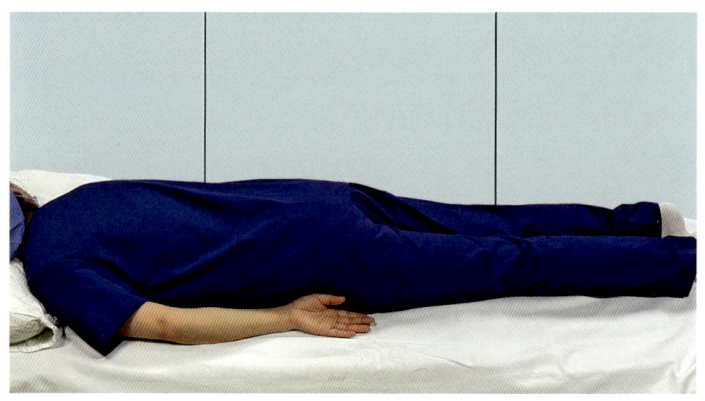

图 3-48　俯卧位

第八节　助手按压腹部

一、乙状结肠

结肠镜通过乙状结肠腹侧前壁后拐弯,并进入右侧肠腔。如果选择普通结肠镜操作,容易引起肠腔过度伸展,并形成高位 S-top(图 3-49);如果按压腹部的镜身轴的弯曲处推移至耻骨左侧腹腔,防止肠腔过度伸展和形成高位 S-top,力由镜身轴传导到镜端,并通过降乙结肠移行处(SDJ)(图 3-50);如果普通结肠镜通过 SDJ 时,非固定乙状结肠呈"S"形改变,容易阻碍力由镜身轴传导到镜端(图 3-51);操作者选择顺时针和(或)逆时针旋拉平衡镜身轴,助手的左手将镜身轴的弯曲处由右侧腹腔推至左侧,右手将镜身轴的弯曲处由左侧 SDJ 推至右侧腹腔,纠正"S"形镜身轴,也许能获得较好的效果(图 3-52)。

二、脾曲

普通结肠镜容易在脾曲形成弯曲,顶起横膈膜形成拐杖现象,同时非固定乙状结肠呈"S"形弯曲。力传导集中在镜身轴周围,在脾曲弯曲处形成 S-top 和拐杖现象(图 3-53)。助手的左手将直乙结肠移行处(RSJ)的隆起部分向左下腹部推移和按压,力由镜身轴传导到镜端(图 3-54)。对肥胖体型的被检者选择上述方法失败后,取右侧卧位,助手站在被检者的背侧,用右手向上提拉右腹部,缩短非固定乙状结肠距离(图 3-55)。

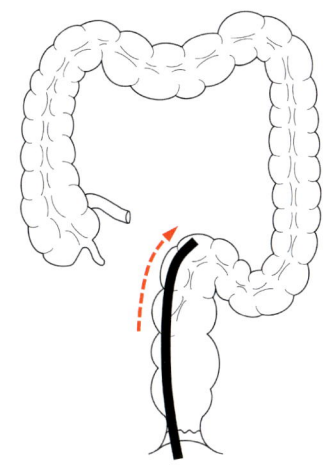

图 3-49 乙状结肠端(S-top)

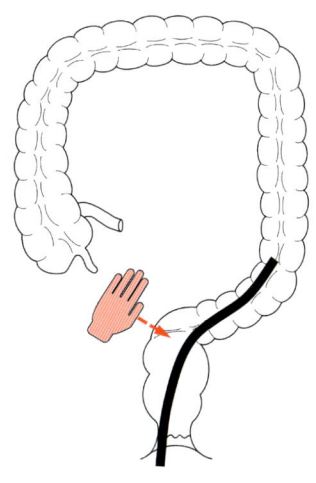

图 3-50 按压乙状结肠

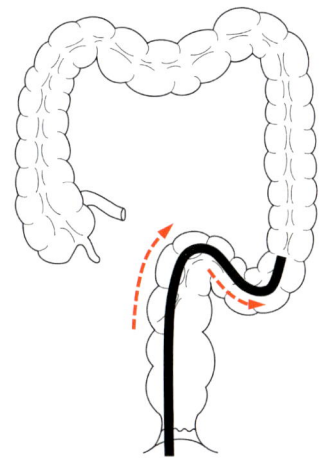

图 3-51 结肠乙结肠移行处(CSJ)

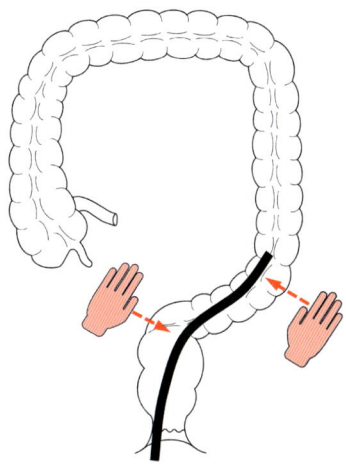

图 3-52 双手按压乙状结肠

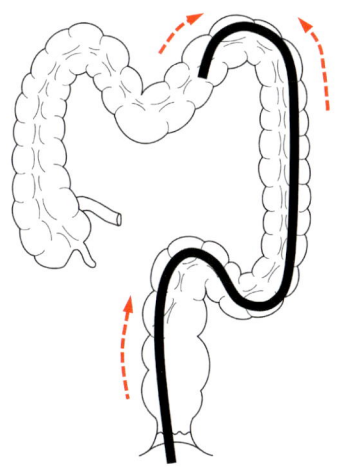

图 3-53 脾曲形成拐杖现象

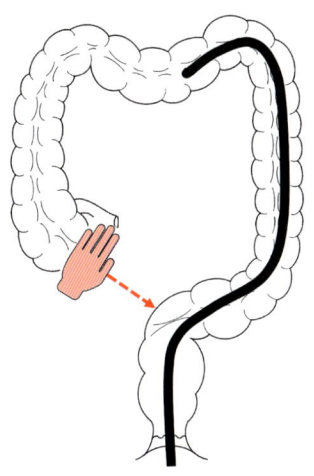

图 3-54 按压乙状结肠

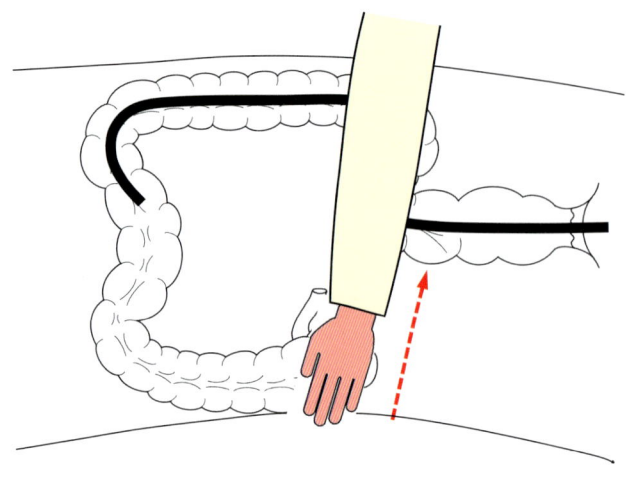

图 3-55 右侧腹部按压抬举

三、横结肠-肝曲

镜身轴通过横结肠中段时呈"V"形改变,乙状结肠呈"S"形向上腹部隆起改变。力传导集中在非固定乙状结肠镜身轴周围,难以从镜身轴传导到镜端(图 3-56)。在助手的协助下,左手将"S"形镜身轴向右上腹部推向左下腹,右手将"V"形镜身轴由脐上推向上腹部(图 3-57),称双侧腹部按压,有助于力由镜身轴传导到镜端,结肠镜先端部很快进入横结肠肝曲。

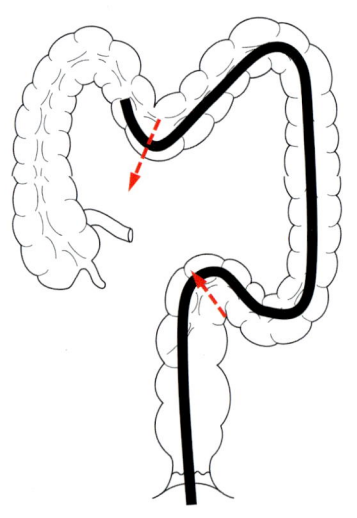

图 3-56 横结肠再次弯曲

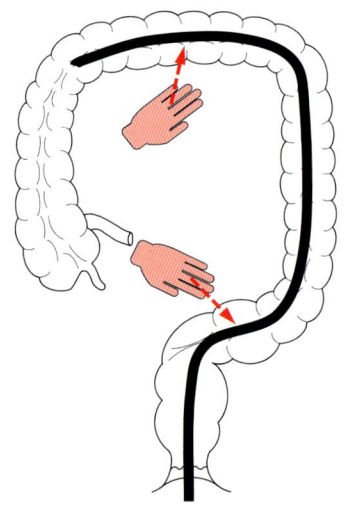

图 3-57 双侧腹部按压

四、升结肠

结肠镜通过肝曲后,一般不需要按压腹部,主要依靠顺时针和(或)逆时针旋拉平衡镜身轴后,通过肝曲并进入升结肠。但对下垂的横结肠,助手的右手在脐上向上腹部按压和推移,防止横结肠下垂,使力由镜身轴传导到镜端。

五、高体质指数

超肥胖体型被检者的弯曲肠腔多见钝角,由于肠腔在腹腔内活动范围非常大,尤其是非固定乙状结肠容易形成弯曲角度、肠腔伸展和形成肠袢等,故预置镜端帽和选择长型粗径结肠镜非常重要。镜身轴通过非固定乙状结肠和横结肠时,容易形成弯曲角度、肠腔伸展和形成肠袢。如果忽略顺时针和(或)逆时针旋拉平衡镜身轴,缩短半月皱襞之间的距离,镜身盘曲在宽大的腹腔内,常常因引起操作镜身长度不够而宣告失败。对超肥胖体型被检者来说,单靠助手按压腹部来完成操作仍非常困难,改变体位或许有助于插镜。

1. **俯卧位**　利用被检者的自身重力压迫腹部,升结肠近肝曲和降结肠近脾曲肠腔向两侧拉开,目的是阻止非固定乙状结肠和横结肠过度伸展(图3-58)。方法:被检者头部贴近枕头偏向一侧,双臂放置在被检者胸口下,取俯卧位后形似身体有一种漂浮感。当压迫腹壁时,肠道内气体向升结肠和降结肠移动,达到乙状结肠和横结肠难以伸展的效果。在静脉麻醉情况下,多次变换体位非常困难;有些操作者在检查前直接取俯卧位进行操作,但有心肺疾病的被检者,不利于监测或抢救。如果结肠镜先端部抵达肝曲后,在通过肝曲非常困难的情况下,再取右侧卧位也许会帮助结肠镜先端部抵达目的地。

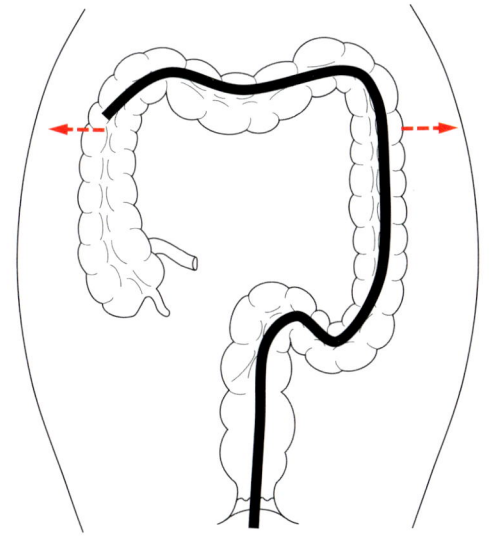

图3-58　高体质指数被检者俯卧位

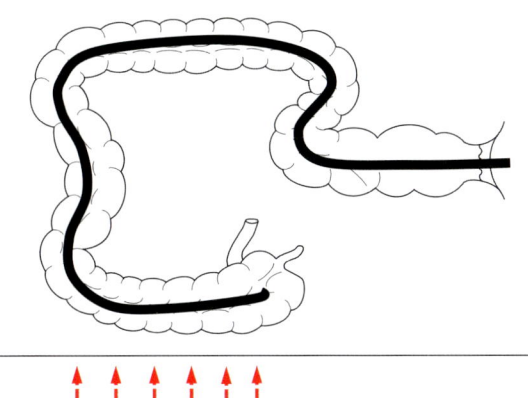

图3-59　高体质指数被检者右侧卧位

2. **右侧卧位**　升结肠受硬床垫的压迫,肠腔内气体向降结肠和乙状结肠移动,横结肠易向升结肠缩短(图3-59)。取仰卧位,结肠镜抵达升结肠,镜身轴在肠腔内易出现弯曲状态,如接近和完整观察盲肠和回盲部还是比较困难的;嘱被检者深吸气并下移横膈膜,力由镜身轴传导到镜端,结肠镜顺利抵达回盲部。

3. 受限腹部　助手按压腹部时,无法辨认镜身轴在肠腔内的行走方向,可以用双手挤压被检者的腹部两侧,减少肠腔弯曲度(图3-60),使力由镜身轴传导到镜端。

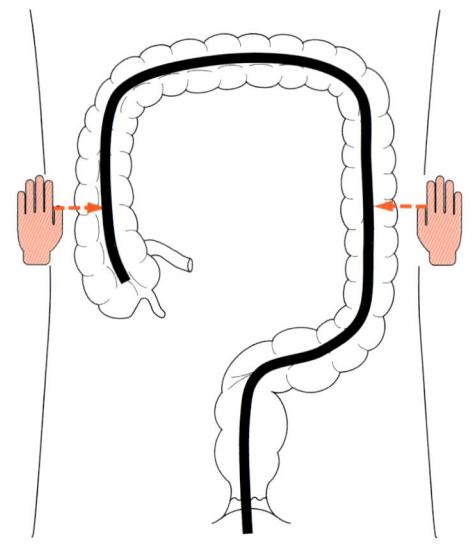

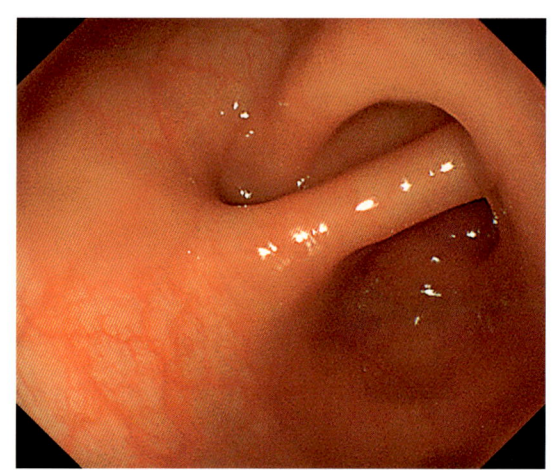

图3-60　双手挤压被检者腹部两侧　　　　图3-61　结肠乙结肠移行处(CSJ)

按压超肥胖体型被检者腹部无效的原因:① 细径柔性结肠镜,由于镜身轴弹力较弱,容易形成肠袢。② 缺乏操作经验的内镜医师,在较大直径肠腔内操作镜身轴时易形成肠袢。③ 由于腹壁脂肪较厚,助手无法用手在腹壁表面判断细径柔性镜身轴的走向,压迫腹腔常常无效,应选择弹性较强的粗径结肠镜。④ 肥胖体型和横结肠冗长的被检者,容易形成纵行皱襞并交叉于半月皱襞(图3-61),形成横结肠γ袢,助手按压腹部多半无效。⑤ 解除横结肠γ袢,取仰卧位,结肠镜先端置镜端帽,边通过交叉皱襞,边顺时针和(或)逆时针旋拉镜身轴,增加镜身轴与肠壁黏膜之间的摩擦力,缩短半月皱襞之间的距离后解除γ肠袢。

六、低体质指数

瘦小女性被检者的腹腔活动范围较小、肠腔狭小、横结肠下垂或横结肠γ袢形成,尤其在结肠弯曲处多见锐角,选择细径结肠镜较为适合。由于高龄被检者不适宜反复变换体位,取左侧卧位插镜,结肠镜通过非固定乙状结肠时取仰卧位;或者一开始取仰卧位,顺时针和(或)逆时针旋拉平衡镜身轴,最好选择类似套叠方式旋拉平衡镜身轴,助手用手在腹壁表面判断镜身轴的行走方向,用双手限制镜身轴直径由小变大。助手边协助操作医师旋拉平衡镜身轴,边将肠袢直径由大变小,直至消失(图3-62)。

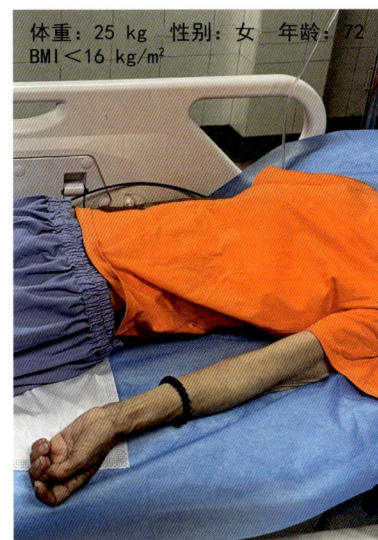
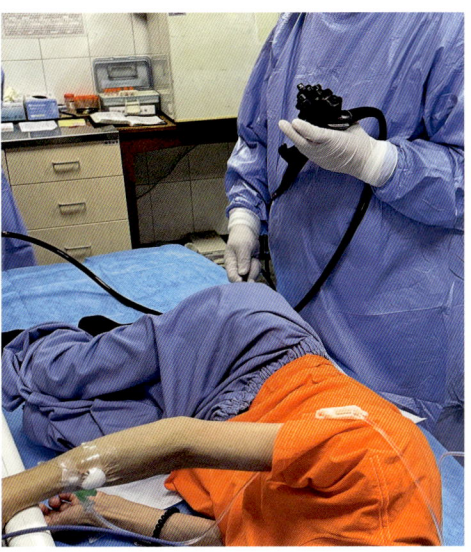

图3-62 低体质指数被检者与肠粘连插镜

第九节 反应性插镜术

随着内镜设备的不断改进,多数初学者能在短期内掌握结肠镜操作的基本技巧,特别是改良后的反应性插镜技术(reactive intubation technique,RIT)结肠镜,在被动弯曲(passive bending,PB)、强力传导(high force transmission,HFT)和可变硬度(variable stiffness,VS)等方面发挥出重要的作用。RIT结肠镜在处理复杂肠腔行走方向方面,能有效地避免肠襻形成,纠正镜身轴偏离肠腔,降低拐杖现象和肠襻发生率给被检者所带来的负担;部分在结肠镜操作过程中形成的肠襻,综合这些技术能在短时间内带襻顺利抵达盲肠。普通结肠镜用简单操作方法会给被检者带来负担,也是产生腹部疼痛的主要原因。镜身轴在非固定乙状结肠内持续弯曲的状态下,如果选择不正确的操作方法,让结肠镜操作变得更加困难。

按设计要求将结肠镜分为普通结肠镜和RIT结肠镜(包括PB、HFT和VS)。普通结肠镜的上、下角度各180°,左、右角度各160°;如果上、下弯曲角度小于180°,尽管力由镜身轴传导到弯曲部,但接触低位或高位乙状结肠顶端(S-top)肠壁后不会改变弯曲形态,易发生拐杖现象(图3-63)。RIT结肠镜的上、下角度各180°,左、右角度各160°,被动弯曲和弯曲部接触低位或高位S-top肠壁后自动分配肠腔轮廓外形,被动弯曲角度大于210°,力由镜身轴传导到镜端,但很少发生拐杖现象(图3-64)。

结肠镜插入直肠并吸引直肠内多余气体,不论是普通结肠镜还是RIT结肠镜,均很少受弯曲直肠影响,只需简单顺时针和(或)逆时针旋拉平衡镜身轴,结肠镜能顺利通过该肠段,被检者极少有不适感(图3-65)。

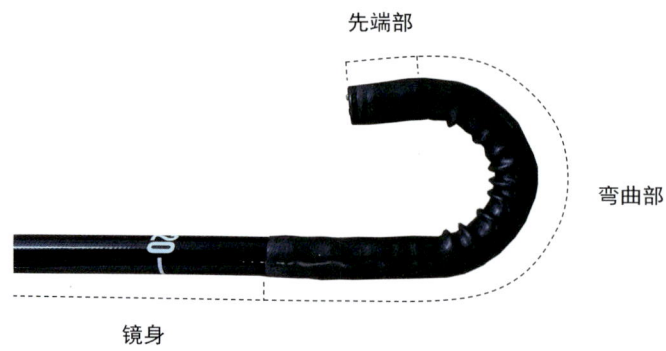

图 3-63　普通内镜弯曲角度

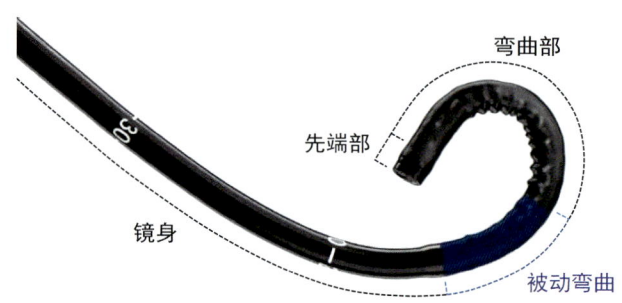

图 3-64　RIT 内镜弯曲角度

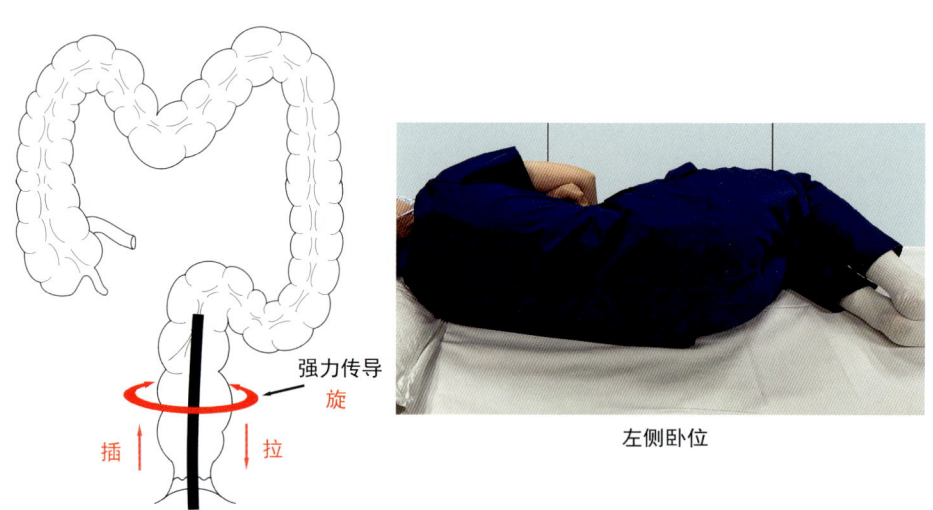

图 3-65　旋拉镜身通过直肠

一、普通结肠镜

内镜通过低位 S-top 时易形成背弓状弯曲，助手在被检者右侧，在镜身轴和弯曲部垂直向耻骨方向按压,协助镜身轴通过直乙结肠移行处(RSJ),避免低位 S-top 处形成拐杖现象(图 3-66)。

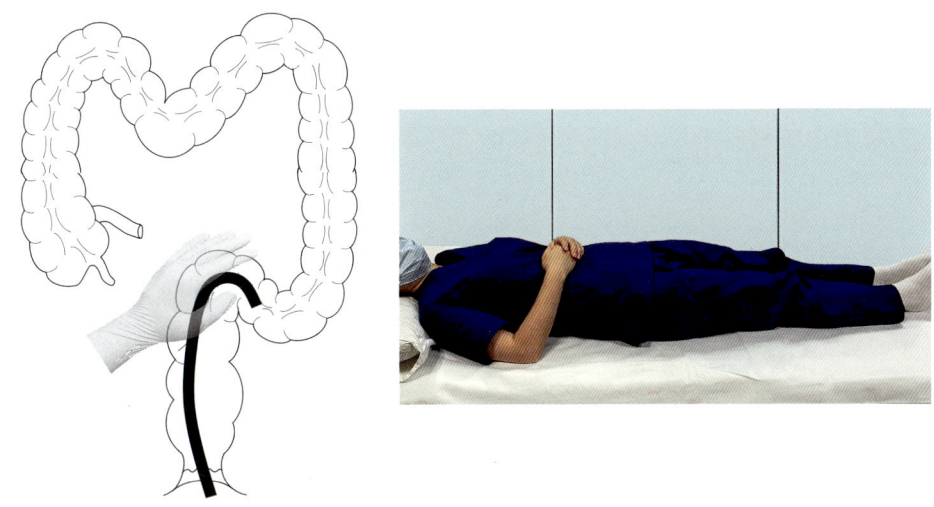

图 3-66　普通结肠镜辅助按压后解除拐杖现象

二、RIT 结肠镜

1. 被动弯曲(PB)　结肠镜弯曲起始部与镜身末端交界处约 5 cm 采用柔软材料设计 PB 结构。PB 部通过低位 S-top、高位 S-top、脾曲或肝曲等部位时,与弯曲肠壁接触,在弯曲肠腔内重新分配,并形成适应肠壁轮廓的新形态,使弯曲部直径变大。如果在非固定乙状结肠处按压 PB,可以增大 PB 角度(图 3-67),一方面镜身轴顺利通过弯曲肠腔,另一方面可有效地减轻被检者的不适感。

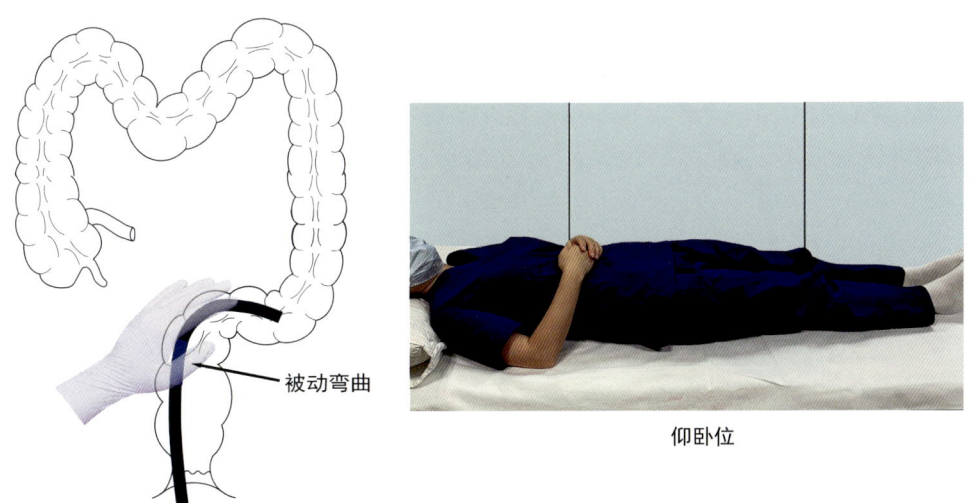

图 3-67　PB 结肠镜辅助按压后使镜身轴通过弯曲肠腔

2. 强力传导（HFT） 镜身轴通过非固定乙状结肠时，力传导容易集中在镜身轴周围，难以传导到镜端。如果选择不正确的操作，容易过度伸展肠腔，形成不同形态肠袢（如 α 袢、γ 袢、N 袢和 M 袢等）。如果选择柔性轴平衡缩短法，可以提高 HFT 功能，力由镜身轴传导到镜端，有效地减低过度伸展肠腔和肠袢形成的发生率（图 3-68）；继续顺时针和（或）逆时针旋拉平衡镜身轴，缩短半月皱襞之间的距离并解除肠袢，镜身轴在肠腔内保持自由状态，将力由镜身轴顺利传递至镜端（图 3-69）。

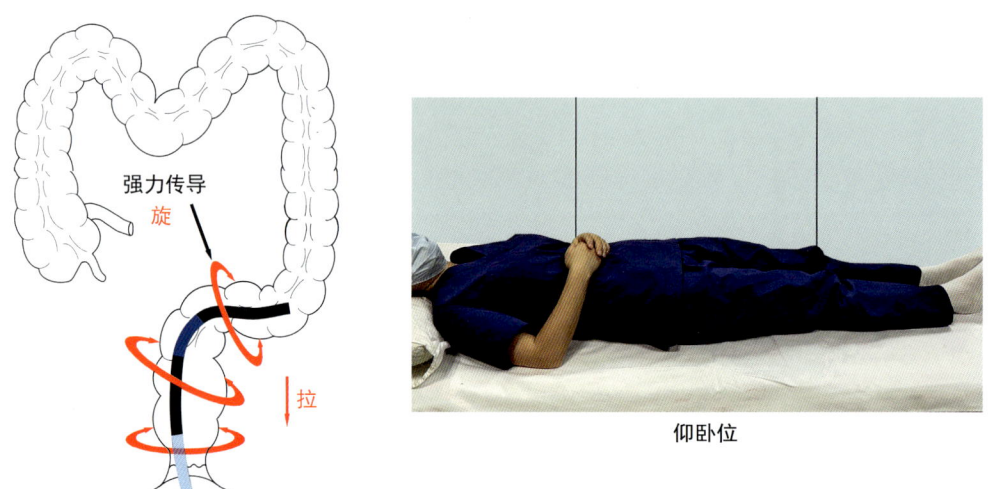

图 3-68 旋拉平衡镜身轴

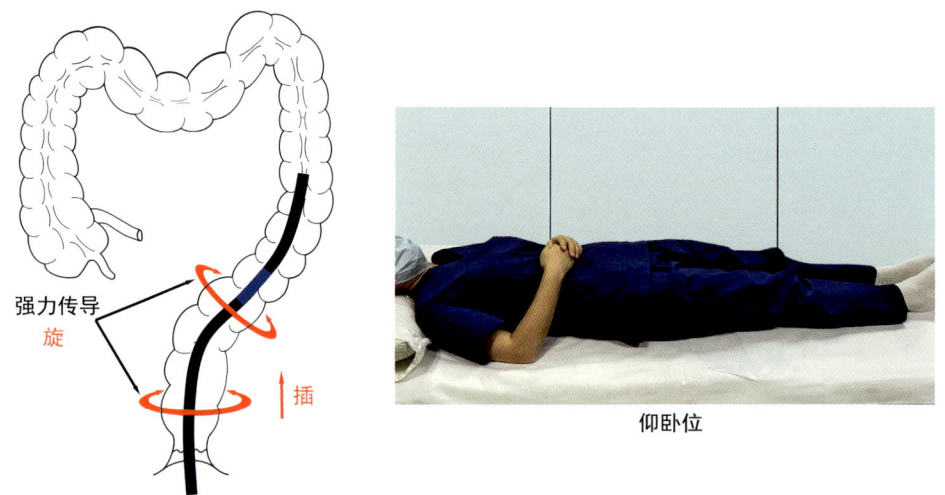

图 3-69 缩短半月皱襞之间的距离

3. 可变硬度（VS） 镜身轴通过横结肠中段下垂时，力传导容易集中在非固定乙状结肠周围，呈背弓状向上腹部抬举，镜身轴通过非固定横结肠比较困难（图 3-70）。选择具有 VS 功能的结肠镜，及时调整镜身硬度（刻度由 0 旋转至 1.5），防止非固定乙状结肠向上腹部抬举,将力由镜身轴传导到镜端(图3-71)。调整软硬刻度:① 腹腔内解剖结构变异(如腹部术后肠粘连等)。② 根据操作者的不同习惯随时调整镜身轴的软硬度。③ 适合肠壁张力低和肠蠕动慢的老年患者,多见肠管传输功能障碍,肠壁松弛或冗长乙状结肠和横结肠。④ 普通结肠镜操作容易形成肠袢,通过非固定乙状结肠或横结肠,直接影响力传导由镜身轴传递到镜端。⑤ VS可有效降低或防止肠袢形成的发生率。

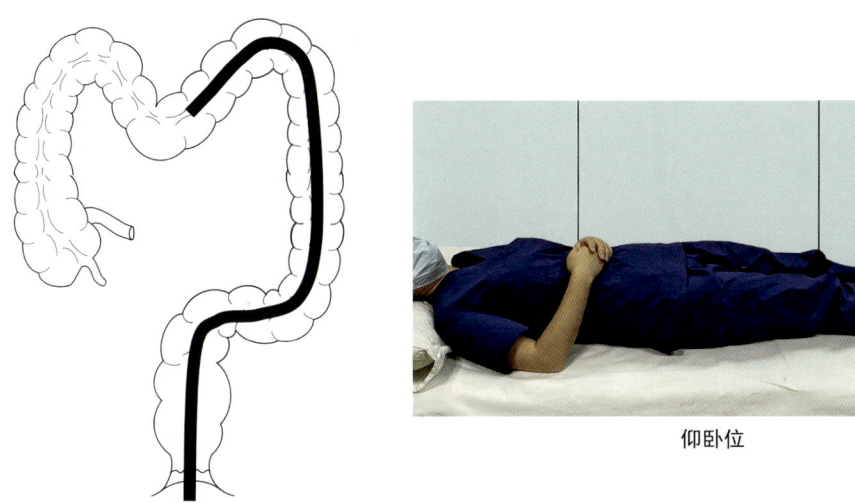

图3-70 镜身轴通过横结肠

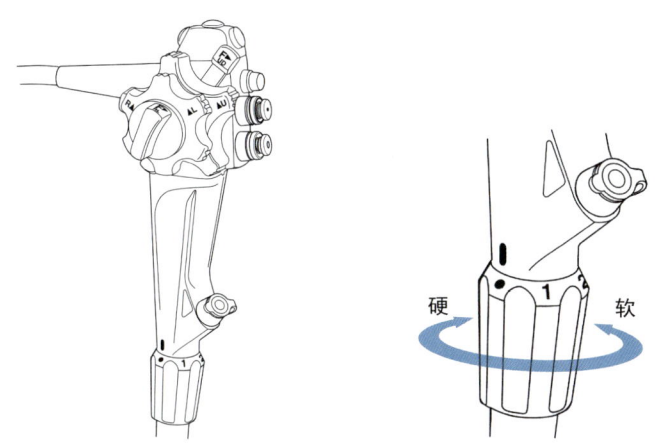

图3-71 可变硬度肠镜

三、RIT 的综合应用

根据肠腔解剖位置的变异,选择反应性插镜技术(RIT)的一项,也可以选择 RIT 中的多项,如被动弯曲(PB)、强力传导(HFT)和(或)可变硬度(VS)。

1. VS 镜身轴通过脾曲时,顺时针和(或)逆时针旋拉平衡镜身轴,不断调整弯曲肠腔的形态,直至力由镜身轴传导到镜端,镜身轴在肠腔内处于自由状态。如果插镜停止不前,应怀疑力是否集中在镜身轴周围而无法传导到镜端,应选择顺时针和(或)逆时针旋拉平衡镜身轴和调整镜身轴的软硬度,将刻度旋至1.5;如果腹部术后有粘连,应及时改变体位(由左侧卧位改变为仰卧位),顺时针和(或)逆时针旋拉平衡镜身轴和缩短半月皱襞之间的距离;如果插镜时再次出现肠腔扭转,可以尝试刻度旋至0,也许会得到意想不到的效果(图3-72)。

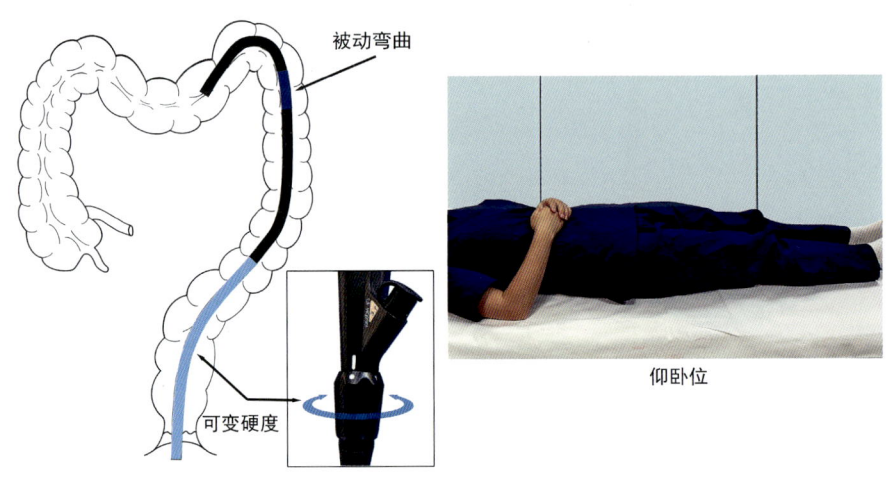

图3-72 可变硬度

2. HFT+VS 镜身轴通过横结肠时,应选择强力传导(HFT)和可变硬度(VS)方法,防止柔性镜身轴通过横结肠时处于下垂状态,被检者取仰卧位。① 正面观察:根据横结肠形态随时调整柔性镜身轴的软硬度,顺时针和(或)逆时针旋拉平衡镜身轴,必要时增加镜身轴与肠壁黏膜之间的摩擦力,缩短半月皱襞之间的距离,镜身轴在肠腔内处于自由状态,力由镜身轴传导到镜端(图3-73)。② 侧面观察:镜端通过肝曲前,根据横结肠形态随时调

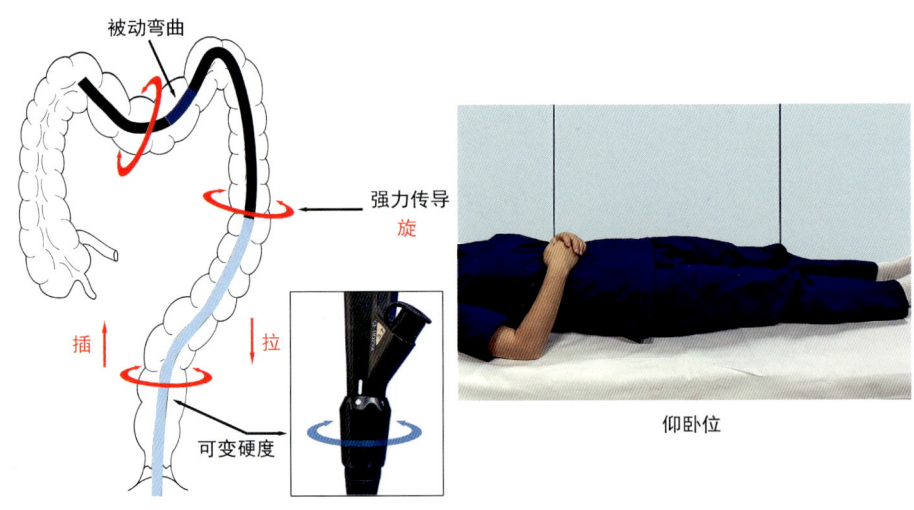

图3-73 强力传导和可变硬度(正面观察)

整柔性镜身轴的软硬度,将镜端角度调整到12点位,顺时针和(或)逆时针旋拉平衡镜身,吸引肠腔内多余气体,缩短半月皱襞之间的距离,力由镜身轴顺利传导到镜端(图3-74)。

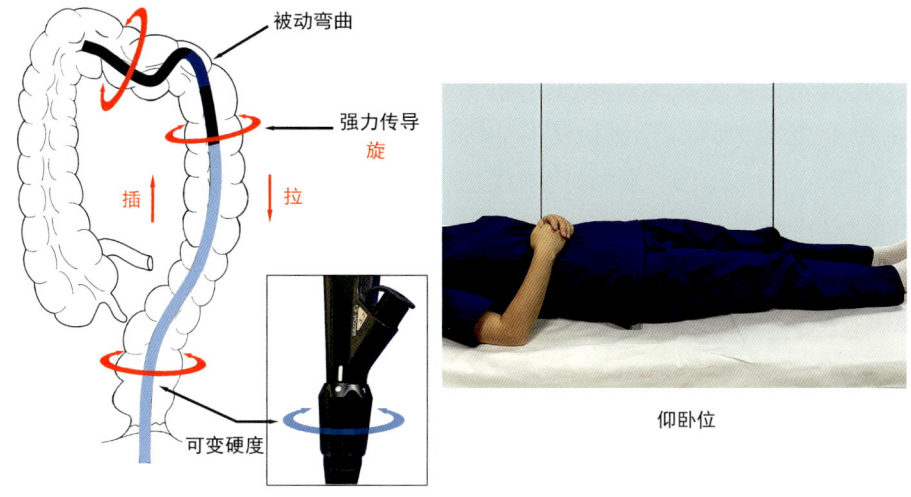

图3-74 强力传导和可变硬度(侧面观察)

3. PB+VS 结肠镜通过肝曲困难时,选择被动弯曲(PB)和可变硬度(VS)方法,被检者取仰卧位(由左侧卧位变换为仰卧位或右侧卧位)、降低镜身轴的硬度(图3-75)。助手用右手掌将下垂的横结肠向剑突方向推移,同时用左手掌将乙状结肠镜身轴向左下腹推移,防止腹腔内呈背弓状隆起;操作者不断顺时针和(或)逆时针旋拉平衡镜身轴和缩短半月皱襞之间的距离,有利于力由镜身轴传导到镜端,通过肝曲时被动弯曲部分与受力肠壁接触后,自动适应肝曲轮廓的新形态。操作者边退镜观察,边抬起镜端角度,使升结肠的解剖位置暴露最清楚后插镜。

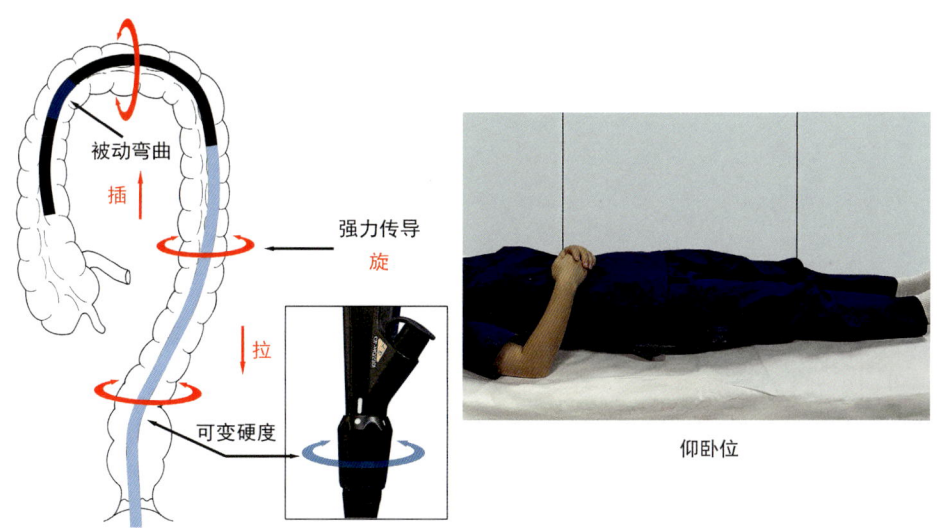

图3-75 被动弯曲+改变镜身硬度

四、受力方向比较

(一) 乙状结肠

1. 普通结肠镜　通过乙状结肠顶端(S-top)时，与肠壁接触后，不会重新分配新的轮廓形态，力传导难以由镜身轴传导到镜端，力集中在弯曲部。如果继续插镜，肠腔外侧呈背弓状弯曲，弯曲弧度变小，形成拐杖现象(图3-76)，加重被检者的痛苦。取仰卧位，助手按压背弓状S-top，操作者顺时针和(或)逆时针旋拉平衡镜身轴，缩短半月皱襞之间的距离，降低背弓弯曲高度后插镜，可以有效地降低临床视觉模拟评分(VAS)数值。

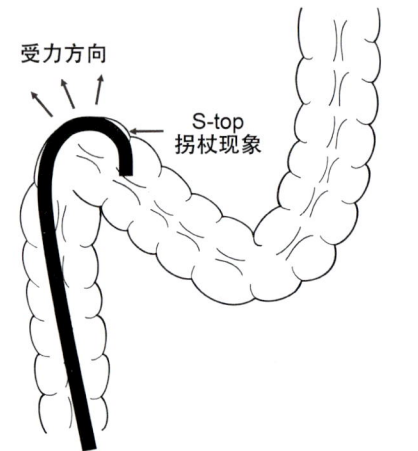
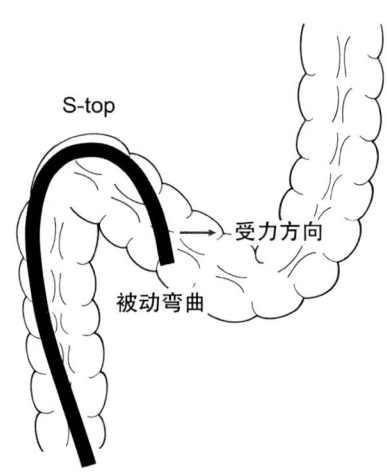

图3-76　普通弯曲难以通过S-top　　　图3-77　被动弯曲通过S-top

2. 被动弯曲(PB)结肠镜　通过非固定乙状结肠，被动弯曲处接触肠壁，镜身轴弧度变大，并重新分配新轮廓形态，顺利通过低位或高位S-top，力容易由镜身传导到镜端，可以有效地避免拐杖现象形成(图3-77)，操作者顺时针和(或)逆时针旋拉平衡镜身轴和缩短半月皱襞之间的距离。临床视觉模拟评分(VAS)保持6分以下。

(二) 降乙结肠移行处(SDJ)

1. 普通结肠镜　接触非固定SDJ，镜身轴弧度由大变小，无法在肠腔内重新分配新轮廓形态，容易形成拐杖现象。如果继续插镜，驼背状弯曲镜身轴向左上腹腔伸展，力难以传导到镜端，力集中在直乙状结肠移行处(RSJ)和降乙结肠移行处(SDJ)，加重被检者的痛苦。腹部术后粘连(有妇产科手术史等)处多见锐角，普通结肠镜难以通过弯曲的SDJ；被检者的体位由左侧卧位改变为仰卧位，助手用手仔细寻找镜身轴走向，按压腹部镜身轴后插镜，可有效地降低临床视觉模拟评分(VAS)数值(图3-78)。

2. 被动弯曲(PB)结肠镜　与非固定SDJ肠壁接触后镜身弧度变大，随肠腔弯曲重新分配新轮廓形态通过SDJ，顺时针和(或)逆时针旋拉平衡镜身轴和缩短半月皱襞之间的距离，并借助强力传导(HFT)功能，将力由镜身轴传导到镜端。临床视觉模拟评分(VAS)保持6分以下(图3-79)。

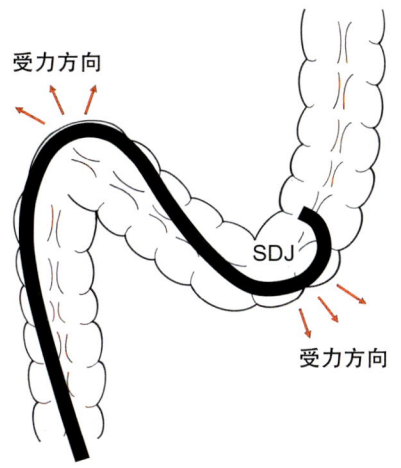
图 3-78 普通弯曲难以通过 SDJ

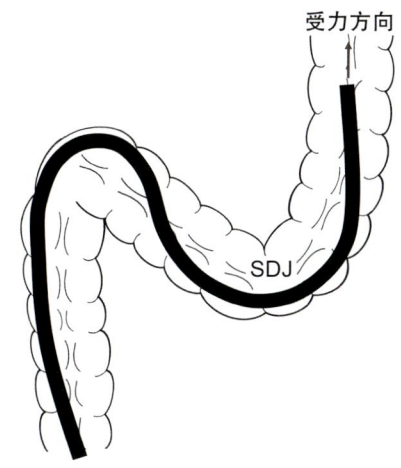
图 3-79 被动弯曲通过 SDJ

(三)脾曲

1. 普通结肠镜　通过脾曲时肠腔弯曲弧度变小,并向左侧横膈膜抬举,力难以传导到镜端。如果继续插镜,力传导除了集中在脾曲弯曲处,顶起左侧横膈膜形成拐杖现象外,力集中在直乙状结肠移行处(RSJ),呈背弓状弯曲;如果镜身轴通过非固定横结肠中段呈"V"形下垂,力集中在横结肠和 RSJ。被检者取仰卧位,助手在被检者右侧,用左手掌向左下腹按压驼背状乙状结肠,用右手掌由下而上推移下垂的横结肠(图 3-80)。比较临床视觉模拟评分(VAS),按压前的 VAS 大于按压后。

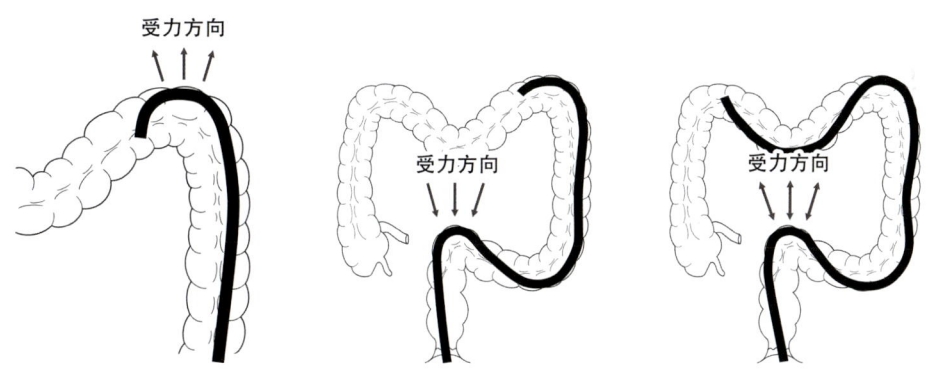
图 3-80 普通弯曲通过脾曲和乙状结肠

2. 被动弯曲(PB)结肠镜　具有 PB 和强力传导(HFT)功能的结肠镜,力容易由镜身轴传导到镜端。PB 与肠壁接触后,被动弯曲弧度由小变大,容易通过脾曲。由于力传导集中在端部,一旦镜身轴通过横结肠中段,很少引起横结肠下垂,以及直乙状结肠移行处(RSJ)很少引起背弓状弯曲。顺时针和(或)逆时针旋拉平衡镜身轴和缩短半月皱襞之间的距离,非固定横结肠很少下垂,镜身轴在肠腔内处于自由状态。助手很少协助按压腹部,操作者无需增加镜身轴与肠壁黏膜之间的摩擦力,结肠镜均能顺利抵达升结肠和盲肠(图3-81)。临床评估视觉模拟评分(VAS)均保持6分以下。

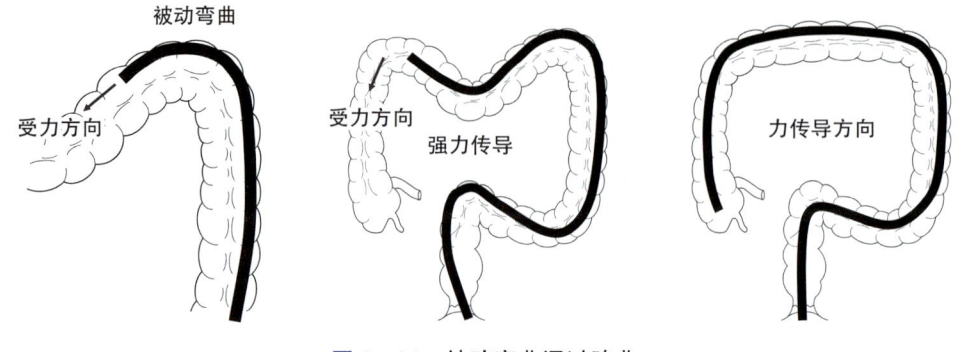

图 3-81 被动弯曲通过脾曲

第十节 辅助设施及其他方法

一、选择结肠镜直径

结肠镜直径分常规(直径介于细径和粗径结肠镜之间)、细径(直径≤9.2 mm)和粗径(直径≥13.2 mm)结肠镜,但三者之间没有明确定义。

(一) 细径内镜

1. 优点 ① 容易通过多发性肠憩室或肠粘连伴狭窄部位(特别是乙状结肠)。② 通过弯曲明显的降乙结肠移行处(SDJ)等。③ 镜身通过肠袢时能减轻被检者的痛苦。④ 减少镜身轴与肠壁黏膜之间的摩擦力,以及解除肠袢,适合于骨盆狭小瘦型女性和高度神经质的被检者。

2. 缺点 ① 镜身轴易失去平衡、偏离肠腔和形成肠袢。② 不适合初学者对肥胖型或结肠冗长被检者的操作。③ 不适合结肠松弛或扩张被检者的操作。④ 不适合缩短半月皱襞之间的距离。

(二) 粗径内镜(含常规内镜)

1. 优点 ① 镜身不易偏离肠腔、旋拉平衡镜身、缩短半月皱襞之间的距离和解除肠袢。② 增加镜身轴与肠壁黏膜之间的摩擦力,适合于肥胖和结肠冗长被检者的诊疗。

2. 缺点 镜身轴和镜端较硬,通过狭窄和弯曲肠腔比较困难,不宜在狭小瘦型骨盆操作,有时被检者难以耐受痛苦而终止诊疗。

二、镜端帽辅助结肠镜检查

镜端帽辅助结肠镜检查(cap-assisted colonoscopy,CAC)能明显提高插镜成功率和有效缩短操作时间,协助寻找肠腔开口,保持与肠壁黏膜之间的距离,视野在清晰状态下通过无名沟和黏膜皱襞。在肠腔非伸展状态下,CAC 容易通过肠腔弯曲处;如果非固定乙状结肠过度伸展时,未充分吸引肠腔内多余气体,结肠镜操作效果比较差。

使用 CAC 的理由(图 3-82):提高循腔和插镜的有效率、提高病变检出率及提高观察病变的精准度。选择镜端帽长度能确保景深与肠壁黏膜之间保持适当的距离,识别肠腔行走方向,提高结肠镜的插入性。利用镜端帽寻找无名沟和肠黏膜皱襞的行走方向,保持与肠壁黏膜之间距离的稳定性,增加镜身轴与肠壁黏膜之间的摩擦力,平衡镜身轴不偏离肠腔。放大观察肠壁黏膜时,镜端帽贴近肠黏膜时注入少量生理盐水,将肠黏膜处于漂浮状态,能提高微结构和微血管观察的清晰度。

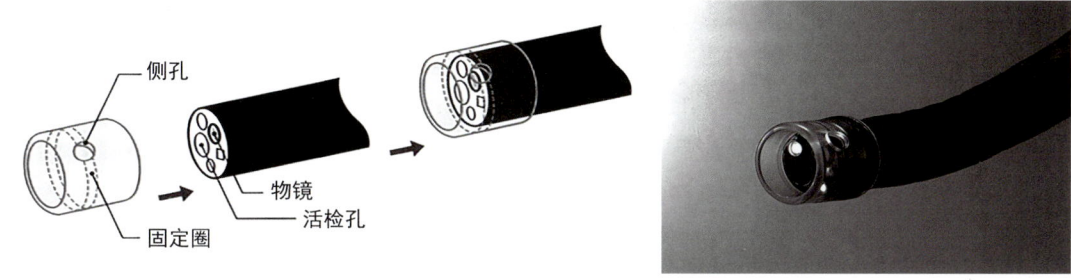

图 3-82　CAC

镜端帽使用的注意点:① 疑有肠腔狭窄,细径结肠镜置镜端帽仍可通过肠腔狭窄段,但常规或粗径结肠镜置镜端帽却难以通过,即使通过肠腔狭窄段容易损伤局部肠黏膜,也影响对病变形态的观察。② 如果操作者未掌握镜端帽的使用方法,镜身轴与肠腔黏膜之间容易产生摩擦力,一旦操作不良,易引起黏膜损伤和出血。③ 严重外痔被检者,镜端帽通过肛管时会引起肛门疼痛,插镜前应在镜端帽处涂布大量凝胶润滑剂。预置镜端帽的注意点:① 要求观察视野内未见镜端帽露出。② 预测肠腔狭窄和严重外痔被检者,考虑是否置镜端帽。③ 预置镜端帽会增加结肠镜的硬度而影响插入性。④ 瘦小体型的女性和严重肠粘连的被检者,镜端帽与肠壁黏膜之间容易产生摩擦力,如果处理不当,易损伤黏膜和出血。

低体质指数被检者具有腹腔容积小、活动范围少,以及弯曲锐角较多等特点。在循腔操作过程中,难以保持景深与肠壁黏膜之间的距离,导致视野内无法辨别肠腔的走向。特别是初学者为了暴露肠腔视野,不断注气,过度伸展肠腔,导致镜身轴偏离肠腔,加剧被检者的腹痛和腹胀等症状,最终以不能耐受而终止结肠镜检查。如果无意识解除肠襻,操作者仍紧握镜身不放,集中在镜身轴周围力突然被释放并传导到镜端,受力肠壁无法阻止力传导,易引起肠穿孔。如果已置镜端帽,与肠壁黏膜之间始终保持一定距离,即使少注气也能保持良好的观察视野,及时纠正镜身轴偏离肠腔,即使镜端帽易损伤肠黏膜,也不容易引起肠穿孔。

三、附送水装置

困难插镜与非固定乙状结肠、横结肠伸展、肠襻形成有关。解决方法：① 吸引肠腔内多余气体。② 顺时针或（和）逆时针旋拉平衡镜身轴和缩短半月皱襞之间的距离。③ 水辅助插镜可降低非固定结肠襻的形成率，提高困难插镜（如腹盆腔手术史、克罗恩病等伴肠腔狭窄）的成功率。比如取左侧卧位注水，水容易存积在镜身轴周围的肠腔内，注水量控制在最低限度，缓解肠腔过度伸展和弯曲；镜身轴接近肠壁黏膜时，少量注水可分离黏膜之间的间隙，减少镜身轴与肠壁黏膜之间的摩擦力，有助于辨别肠腔走向和去除残渣。

（一）浸水法

脚踏注水泵开关，在短时间内将脱气水连续和快速灌注肠腔内（图3-83），浸没直肠和乙状结肠肠腔（图3-84）。适合于疑难结肠镜操作、减少肠腔蠕动和寻找肠道出血点等。

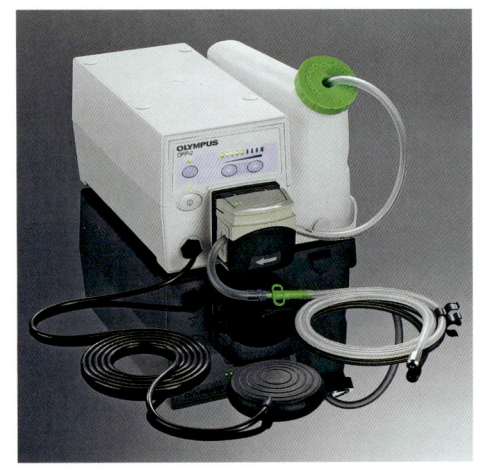

图3-83 注水泵

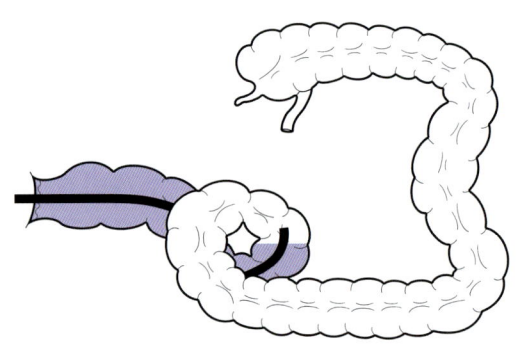

图3-84 浸水法

1. **优点** ① 浸水法可配合顺时针和（或）逆时针旋拉平衡镜身轴和缩短半月皱襞之间的距离。② 暴露已收缩肠腔的间隙。③ 温水灌注能减少肠腔蠕动，必要时通过镇静药和（或）针刺进行干预。④ 浸水法可以辅助插镜，缓解肠道准备后引起肠黏膜脱水的状态，减少镜身轴与肠壁黏膜之间的摩擦力。

2. **缺点** ① 肠腔出血量较大或术前肠道准备不充分，无法清除凝血块或（和）残余粪便残渣，反复冲洗容易堵塞活检孔道。② 如果选择浸水法，水灌满肠腔需花费很多时间，不适合寻找肠腔出血点。③ 如果肠腔准备不充分，长时间反复冲洗和吸引肠腔内容物容易引起低血糖。

（二）注水法

间断注入脱气水或选择性的灌注肠腔（图3-85），反复冲洗和吸引肠腔内容物，缓解肠道准备引起的肠黏膜脱水状态。适合于完全性肠梗阻、不完全性肠梗阻、保持特殊检查(超声或放大)的肠腔清洁度,以及检出肠腔出血点。

1. 优点

(1) 保持肠腔清洁度:① 适当注水能保持肠腔观察的清晰度,选择脚踏注水泵或 50 mL 注水器经结肠镜钳道进行反复冲洗。② 为了有利于结肠镜操作,通过脚踏注水泵或 50 mL 注射器注入 100 mL 清水,根据实际需要每次追加注入 50 mL 清水。③ 一旦镜面被粪便污染,利

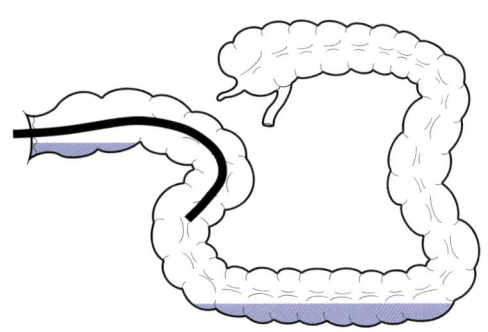

图 3-85　注水法

用镜端接近肠黏膜进行反弹性冲洗原理进行反复冲洗,直至镜面清洁为止。④ 在大气压的作用下产生流体力学现象,故在操作过程中不必担心过量注水。⑤ 在肠道准备中,高渗透性泻药易导致被检者的血容量迅速下降,流失大量水分呈脱水状态,肠黏膜分泌黏液减少,注气时表面张力使湿润黏膜粘接,阻力增加,难以辨别肠腔行走方向,少量注水还能起到润滑肠道和缓解肠段痉挛作用。

(2) 温水缓解肠痉挛:① 肠腔痉挛狭小时用温水灌注,尽量减少镜身轴与肠壁黏膜之间的摩擦力,可以有效地解除肠腔痉挛(图 3-86)。② 在肠腔未灌注温水前,肠腔痉挛明显和肠蠕动增加,有时难以观察肠腔开口(图 3-87)。③ 肠腔内灌注温水后,肠腔痉挛开始缓解,适当吸引肠腔少量气体和液体,被检者不适感得到缓解(图 3-88)。④ 继续温水灌注肠腔,肠蠕动明显减慢,增宽半月皱襞之间的距离(图 3-89)。⑤ 肠腔停止温水灌注后,肠腔痉挛消失和肠腔蠕动速度恢复正常(图 3-90)。

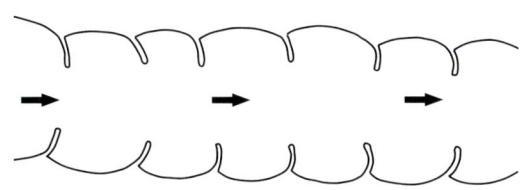

图 3-86　注水后解除痉挛

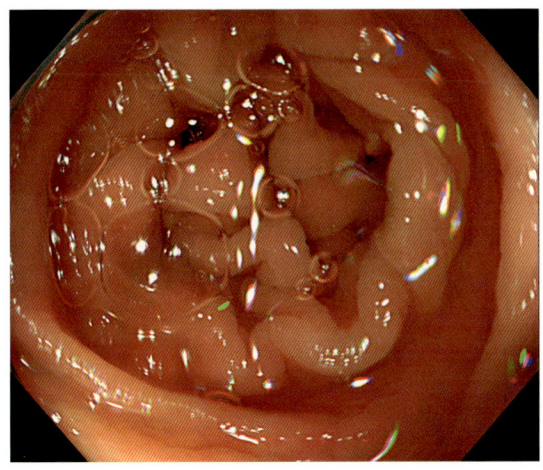

图 3-87　肠腔痉挛

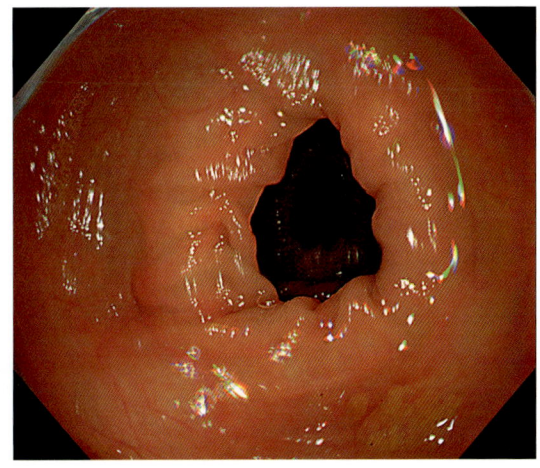

图 3-88　温水注入

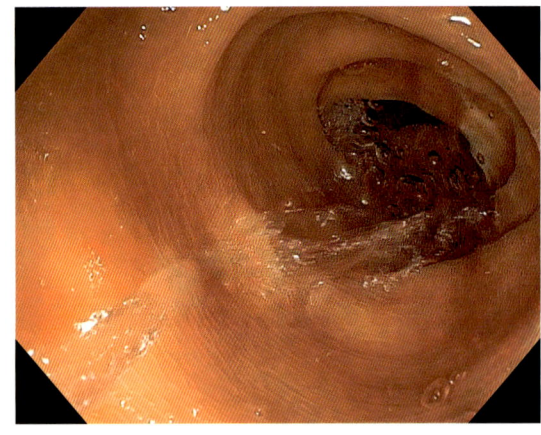
图3-89 继续温水注入

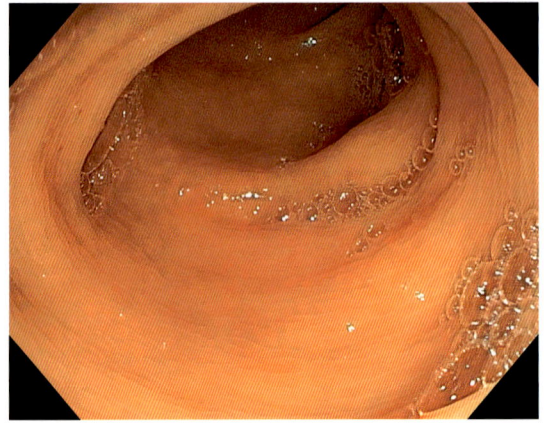
图3-90 肠腔痉挛消失

2. 缺点　肠腔灌注水与粪便混合时容易遮盖部分肠腔黏膜的视野。如果肠道准备不理想，反复过度冲洗，反而会影响视野的观察；如果多次吸引多余积液，容易刺激肠黏膜，再次引起肠腔痉挛，并延长操作时间。

(三) 注气法

术前肠腔准备良好，可以适量注气保持肠腔微扩张状态。被检者取左侧卧位，镜身轴通过乙状结肠时，注入气体向直肠和右半结肠移动（图3-91）。

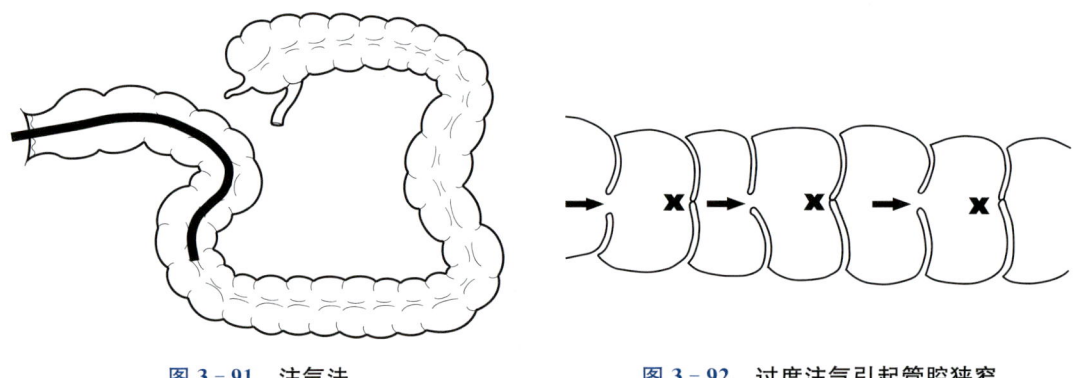

图3-91 注气法　　　　　　　　图3-92 过度注气引起管腔狭窄

1. 优点　① 少量注气，结肠镜与肠腔方向保持一致性，被检者无明显腹痛。② 肠道准备良好时，可以避免过度吸引肠腔内多余气体，刺激肠壁引起收缩或痉挛，影响视野的清晰度。③ 适量肠腔注气，可以正确判断肠管走向，选择旋拉平衡循腔，可以有效地避免刺激肠腔黏膜，切忌未确认肠腔走向循腔进镜。

2. 缺点　① 缺乏经验的操作医师，过多注气会导致肠管弯曲，由钝角转变为锐角，局部肠腔容易引起痉挛和管腔狭窄，导致插镜困难（图3-92）。② 过多注气会导致肠腔过度伸展，难以保持缩短半月皱襞之间的距离。③ 如何识别肠腔弯曲方向，多数乙状结肠呈顺时针弯曲，而部分呈逆时针弯曲，选择顺时针和(或)逆时针旋拉平衡镜身轴是非常必要的操作。④ 过多注气会导致肠腔扩张,乙状结肠悬垂在含有血管的肠系膜上,镜身轴通过不适当或过度弯曲可能会引起肠道和肠系膜损伤,加剧被检者的痛苦。

四、气囊套管辅助内镜

普通结肠镜操作过程中,容易增加镜身轴与肠壁黏膜之间的摩擦力,缩短半月皱襞之间的距离。但在疑难(如重度肠粘连等)结肠镜操作过程中,需要降低镜身轴与肠壁黏膜之间的摩擦力,选择气囊套管辅助内镜(balloon-assisted endoscopy,BAE),由电子小肠镜、附单气囊外套导管(亲水性材料)和气囊控制装置(包括脚踏开关)组成(图3-93)。

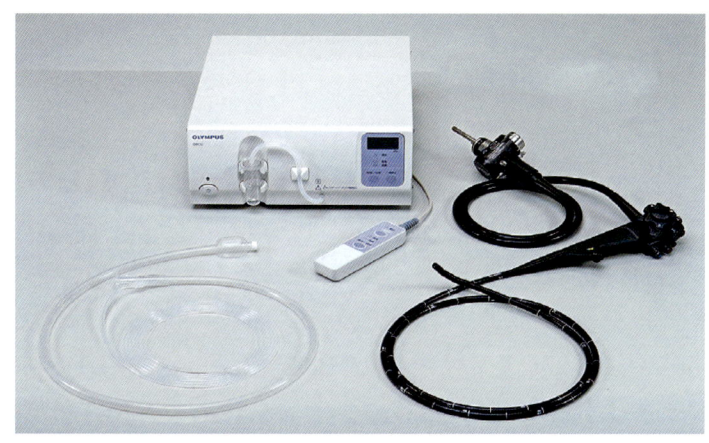

图 3-93 气囊套管辅助内镜

借助超滑的单气囊套管与镜身轴之间相互协调,将内镜插至回盲部。如果气囊外套管内未涂布或涂布一般的亲水性材料,容易增加镜身轴与套管之间的摩擦力,最终导致插镜失败。从化学角度来说,如果气囊套管内涂布良好的亲水性材料,与周围水的动态氢键结合,离子型带负电荷能促进水相互作用;从物理角度来说,在与水之间的化学物质相互作用下,水与凝胶材料之间产生极低摩擦力,起到良好的润滑作用。BAE操作方法简单,气囊控制装置通过遥控器在气囊内注气或吸气,外套管将辅助小肠镜顺利插至回盲部。

(一)基本操作

被动弯曲、细径结肠镜适合于结肠冗长症和肠粘连等;BAE适合于单人操作困难抵达回盲部的被检者,以及超冗长乙状结肠和横结肠、腹部和骨盆手术、放射线照射和大肠憩室炎引起的严重肠粘连。BAE在操作过程中,难免产生程度不同的不适和疼痛,建议在静脉麻醉或插管全身麻醉状态下实施BAE诊疗。

1. **操作方法一** 操作者的右手示指与中指固定外套管末端的凸出部分向后拉,拇指、无名指、小指和手掌握持镜身向前推移;左手在外套管末端的注气孔内注气,外套管端部气囊达到预定压力后固定肠腔,将镜身推向深处肠腔(图3-94)。

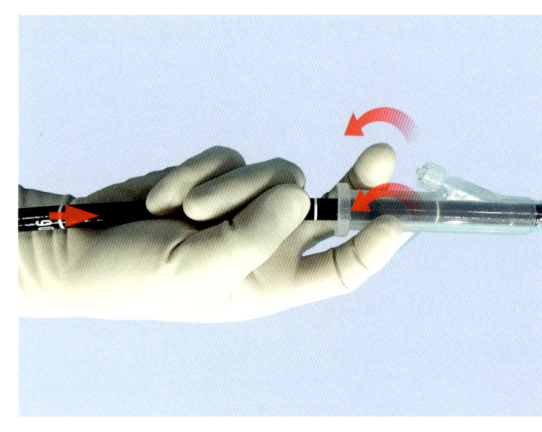

图3-94 BAE操作方法一

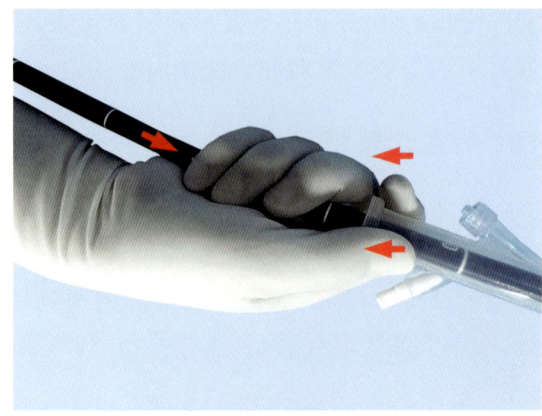

图3-95 BAE操作方法二

2. 操作方法二　操作者的右手示指和拇指固定外套管末端的凸出部分向后拉,中指、无名指、小指和手掌握持镜身向前推移;左手在外套管末端的注气孔内注气,外套管端部气囊达到预定压力后固定肠腔,将镜身推向深处肠腔(图3-95)。插镜时不断用左手拨动上下、左右角钮,避免肠黏膜皱襞嵌入外套管与镜身之间的间隙中,同时利用内外回旋原理,不断摆动左手腕和左前臂,协助弯角钮拨开黏膜褶皱。右手的拇指和示指控制外套管,中指和无名指移动镜身,动作要轻柔,切忌粗暴。脚踏开关控制外套管端部气囊的充气和排气,操作者的视线不要离开监视器,操作者的左右手不要离开角度按钮和镜身。

带单气囊外套管插入后,镜身轴与外套管之间注满注射用水,测试前后推拉是否顺畅。操作方法:① 带气囊外套管并接近内镜先端部,气囊内注入气体呈球形状态,当注气量达到预设压力后,自动固定肠腔,内镜通过被气囊固定的外套管,并向远处推移(图3-96)。② 镜端通过肠腔弯曲处后固定肠腔,紧接排出气囊内气体呈收缩状态(图3-97)。③ 带气囊外套管顺镜身轴向前推移,并接近内镜先端部(图3-98)。④ 气囊接近内镜先端部后注气,当注气量达到预设压力时固定肠腔(图3-99)。⑤ 解除固定镜端,使镜端处于自由状态(图3-100)。⑥ 带气囊外套管与内镜一并向肛侧缘方向退拉,缩短半月皱襞之间的距离(图3-101)。以后操作者按上述方法反复进行操作,直至内镜抵达盲肠为止。

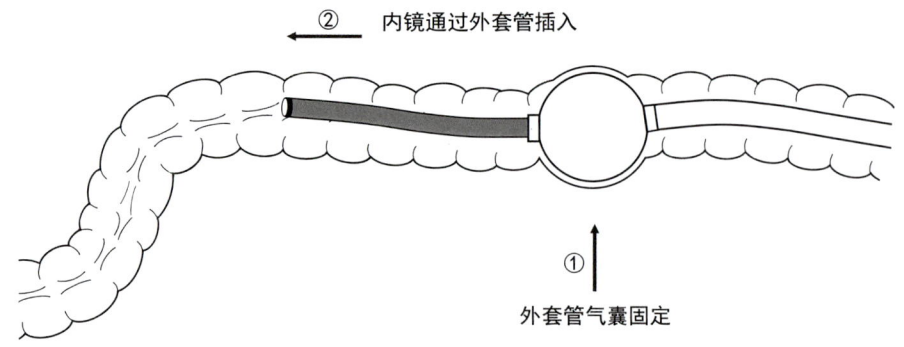

图3-96 气囊固定外套管,镜身深插

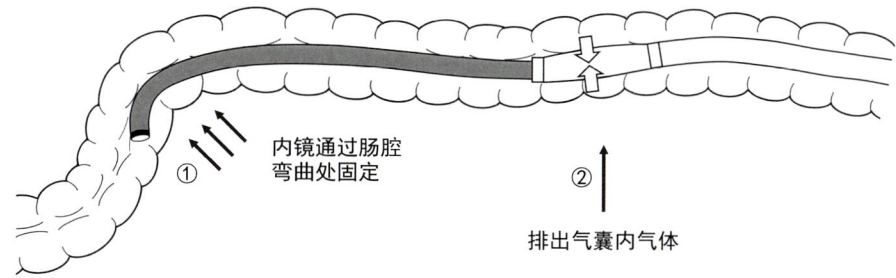

图 3-97　镜端钩拉肠腔弯曲处,排出气囊气体

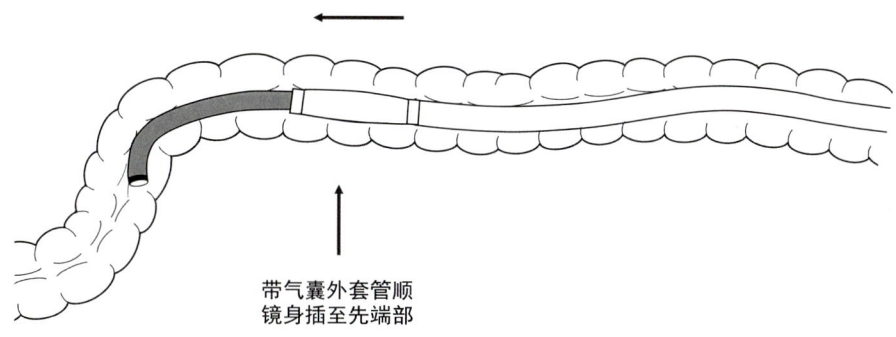

图 3-98　外套管顺镜身深插

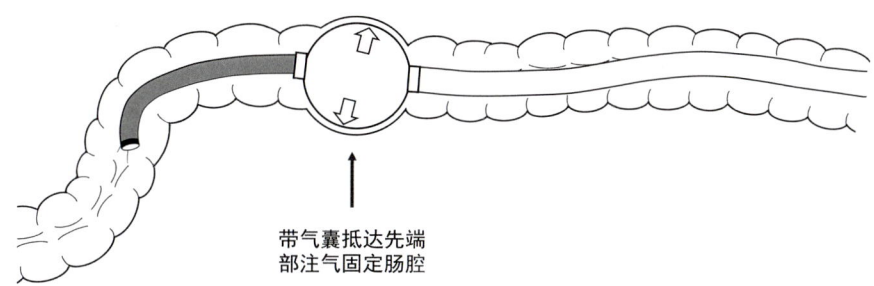

图 3-99　外套管内注气固定

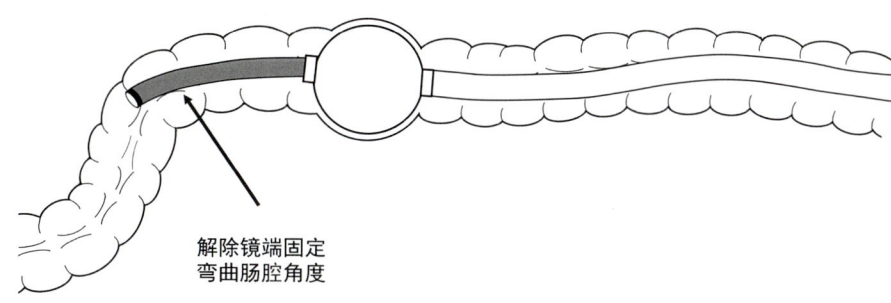

图 3-100　解除镜端钩拉肠腔

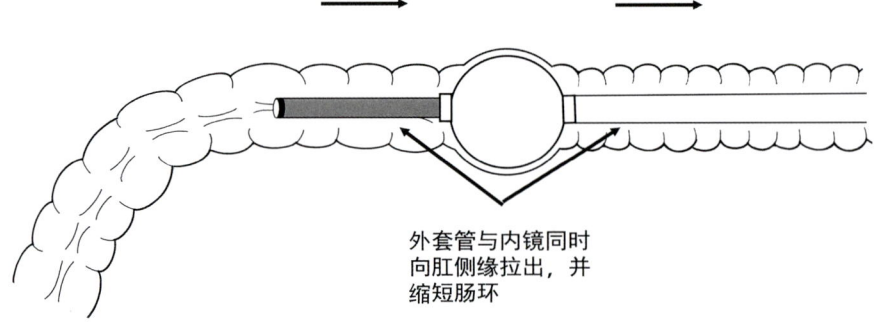

图 3-101　操作者右手将镜身和外套管同时向肛侧缘牵拉

（二）插管方法比较

防止冗长乙状结肠形成肠袢,细径结肠镜通过乙状结肠和横结肠时,容易出现乙状结肠呈背弓状隆起和横结肠中段呈"V"形下垂,应顺时针和(或)逆时针旋拉平衡镜身轴,缩短半月皱襞之间的皱襞,避免镜身轴偏离肠腔,镜身轴在肠腔内处于自由状态后插镜;未注气的 BAE 通过乙状结肠和横结肠时,外套管端部的气囊内注入气体,达到预定设计压力后自动停止注气,并固定肠腔,镜身轴经外套管向深处肠腔插入。随后按上述操作方法反复操作,带动镜身轴向前推移,最终到达回盲部。

1. 乙状结肠与回盲部粘连　腹部术后多见乙状结肠部位存在不同程度粘连,能否顺利通过粘连处是判断乙状结肠与周围组织之间粘连程度的关键。尽管选择细径结肠镜具备反应性插管技术(RIT)设计,如被动弯曲(PB)、强力传导(HFT)和可变硬度(VS)等,但在术后重度肠粘连容易引起局部肠腔固定,形成直径较小的弯曲肠腔,细径结肠镜难以通过乙状结肠,甚至以失败告终,选择 BAE 进行全结肠检查是非常重要的。

（1）细径结肠镜:轻、中度肠粘连的瘦小女性被检者应优先选择细径结肠镜。顺时针和(或)逆时针旋拉平衡镜身轴非常必要,目的是缩短半月皱襞之间的距离;取仰卧位有助于按压腹部弯曲镜身轴,防止镜身轴偏离肠腔。细径结肠镜特点:① 镜身轴通过乙状结肠粘连处,即使直径较小弯曲肠腔使镜身难以拉直,也很少影响力由镜身轴传导到镜端(图 3-102)。② 镜身轴通过较冗长乙状结肠时,力由镜身轴传导到镜端会出现异常,乙状结肠呈背弓状移向上腹部(图 3-103)。③ 如果继续插镜,乙状结肠呈"S"形过度伸展,如果操作不当容易撕裂腹腔粘连,引起出血等并发症。

（2）BAE 内镜:分双 BAE 和单 BAE。由于双 BAE 操作时比较烦琐,内镜先端部气囊明显小于外套管气囊,内镜先端部气囊拉动肠腔时容易滑脱,另外双 BAE 外套管亲水性超滑材料明显差于单 BAE,故临床上较多选择单 BAE。① 单 BAE 通过非固定乙状结肠粘连处时,利用外套管、气囊固定和平衡乙状结肠,含有亲水性超滑材料的外套管,镜身轴顺利通过降乙结肠移行处(SDJ),到达降结肠(图 3-104)。② 镜身轴通过阻力极小的外套管,不引起非固定乙状结肠呈驼背状隆起,力由镜身轴传导到镜端,并顺利抵达脾曲和横结肠。③ 操作者的右手示指和拇指固定外套管末端的凸出部分向后拉,中指、无名指、小指和手掌握持镜身向前推移。④ 操作者的左手握持镜身轴插镜,内镜先端部顺利通过脾曲,进入横结肠、肝曲和升结肠,最终抵达回盲部(图 3-105)。

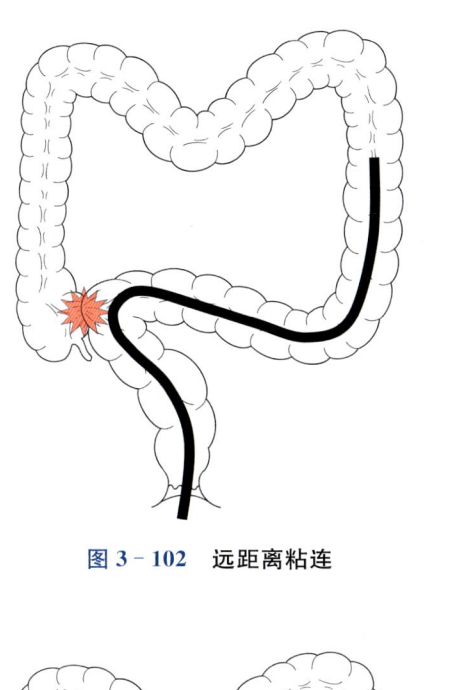

图 3-102　远距离粘连

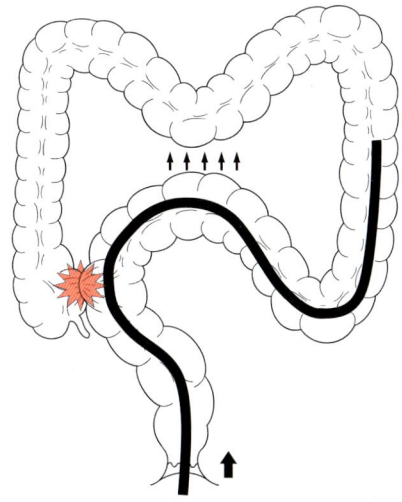

图 3-103　乙状结肠呈驼背状弯曲

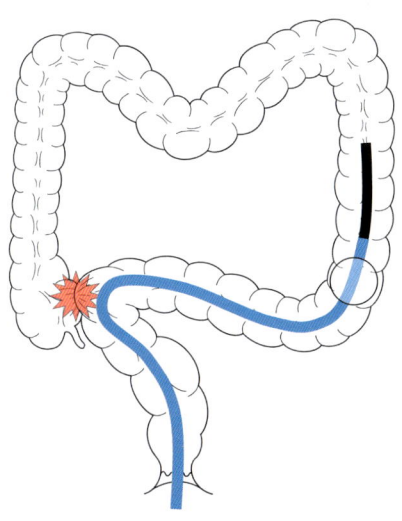

图 3-104　气囊注气固定肠腔插管

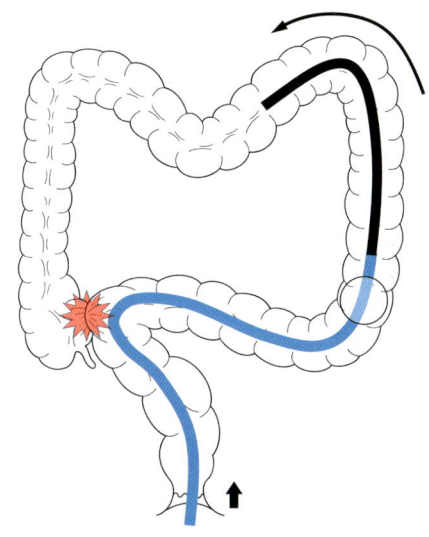

图 3-105　固定后内镜插管

2. 横结肠与回盲部粘连　上腹部手术后横结肠近肝曲与升结肠(近肝曲)折叠粘连,细径结肠镜能否通过粘连处,应判断粘连部位力能否由镜身轴传导到镜端。如果力由镜身轴传导到镜端,首选细径结肠镜;如果力集中在镜身轴周围而无法传导到镜端,首选单BAE。

(1) 细径结肠镜:细径结肠镜镜端通过横结肠近肝曲与升结肠(近肝曲)折叠粘连处,力难以由镜身轴传导到镜端,顺时针和(或)逆时针旋拉平衡镜身轴和缩短半月皱襞之间的距离非常困难(图3-106);如果继续插镜,力集中在镜身轴周围,难以传导到镜端,非固定横结肠下垂至乙状结肠处。细径结肠镜通过脾曲弯曲处易形成拐杖现象;镜端接近肝曲时出现反向运动(图3-107)。

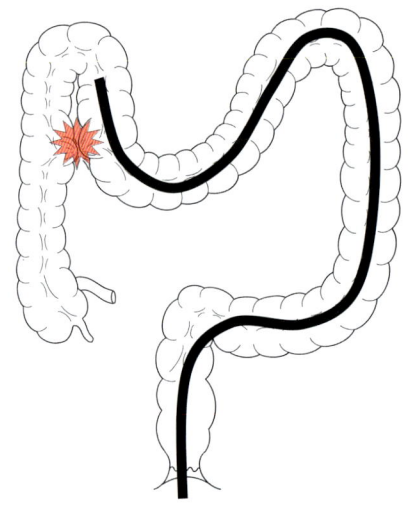

图3-106 远处肠粘连

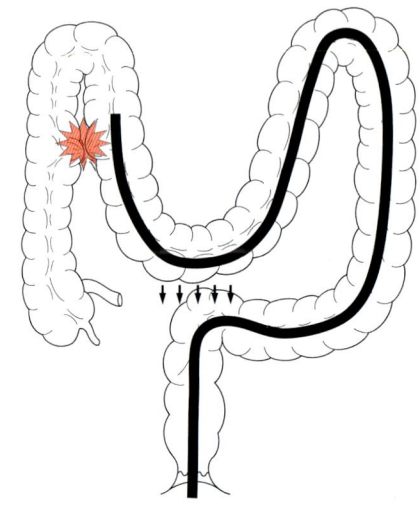

图3-107 插管力传递异常

(2) BAE内镜:选择具有亲水性超滑材料的单气囊外套管,气囊内注气并达到设定压力后,固定肠腔粘连处插镜。操作方法:① BAE镜身轴比细径结肠镜柔软,镜身轴通过单气囊外套管阻力极小,实现深部结肠插管。② 外套管先端部气囊接近肠腔粘连处,气囊内注入气体,固定肠腔后,缓慢向肛侧缘回拉外套管,尽量拉直外套管和解除肠祥,防止横结肠下垂(图3-108)。③ 镜身轴经单气囊处套管通过肝曲,并顺利进入升结肠,最终抵达回盲部(图3-109)。

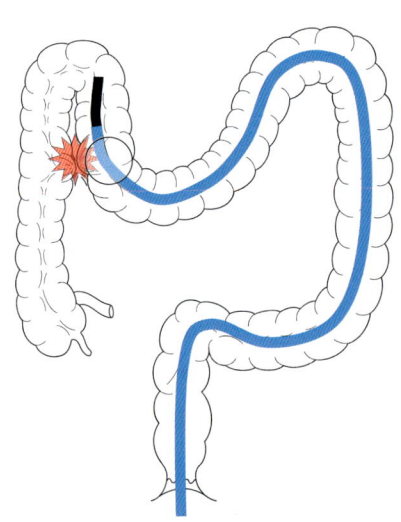

图3-108 气囊固定粘连处

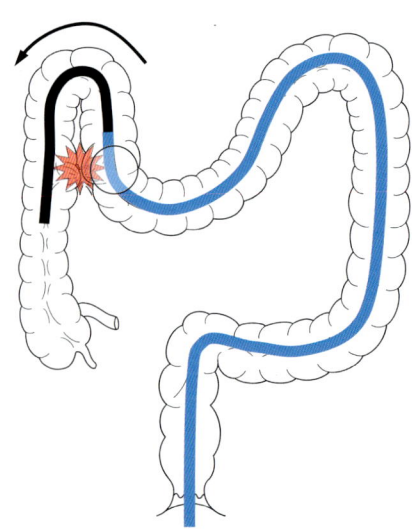

图3-109 气囊固定后插管

五、AI 协助插镜

近年来,大肠癌发病率逐年升高,大肠癌的早发现、早诊断和早治疗非常重要。但结肠镜操作技术比较复杂,通过非固定乙状结肠和横结肠时容易引起肠腔过度伸展、肠系膜伸拉和扭曲,不仅给被检者带来强烈疼痛,而且给操作者带来操作困难。如果盲目操作可能引发出血和穿孔等并发症,主要是取决于操作者的技术。由于操作者技术和经验的差异,识别时间也不同,操作时间越长,注气量就越多,不仅给操作带来困难,而且延长操作时间和增加被检者痛苦。特别对初学者来讲,很难用感悟语言表达。由于肠腔结构的个体差异、柔性镜身轴特征、旋拉平衡与缩短半月皱襞之间的距离和曲率与曲率半径之间的关系等,单人操作教学方法至今还未确立,需要花费很长时间学习和探索。

目前结肠镜所选择的传感器利用镜端空间识别技术,分析熟练操作者所具备的隐性操作技能,开发这些技术的人工智能(artificial intelligence,AI)辅助结肠镜操作系统,充分利用结肠镜操作信息等数据,可实现缩短操作和训练时间,减轻被检者在检查过程中的痛苦。AI 辅助结肠镜操作系统是基于计算机算法的基本原理进行深度学习(deep learning,DL),以及机器模拟人类思维和行为过程的新技术,分析和记录检查质量相关的参数非常重要,有利于 DL 的准确性。

结肠镜无法通过肠腔时,可选择外观形似双气囊内镜,外套管和内镜端部各设计一枚气囊,如何简化双气囊内镜设计是目前期待解决的关键技术。传统双气囊内镜缺点:① 肠腔明显弯曲时,内镜通过亲水性带气囊的外套管,推向肠腔拐弯处固定,力传导由镜身轴周围传递到镜端,随之拉伸肠腔。② 镜身轴与带气囊的外套管之间相互交替操作比较烦琐,需要二人协作完成。

为了解决这些问题,以双气囊内镜结构为基础,设计双管独立驱动弯曲气囊和自动检测肠腔方向。

1. *双管独立驱动弯曲气囊*　控制器将气囊固定于肠壁,独立驱动弯曲结构引导内镜方向,沿肠管走向自动插管。脚踏器控制牵引外套管和内套管钢丝的上下、左右弯曲结构,并控制空气压力器的气囊扩张和收缩。实现自动操作均由一人完成,有效地缩短插管时间。

2. *自动检测肠腔方向*　实现结肠镜机器人自动插管,在镜端配置微型图像传感器,检测和反馈肠腔行走方向的信息。在动态插管中,通过深度学习(DL),检测肠腔行走方向为 78%。期待传感器实时反馈图像信息、简化动态结肠镜插管过程、提高识别肠腔行走精度、确保安全操作和远程自动操作等。

目前 AI 结肠镜还处于研发阶段,AI 结肠镜操作支持系统一旦进入实用化,不仅有助于提高结肠镜抵达盲肠率和缩短到达时间,而且可提高结肠镜初学者的学习曲线。

六、反向运动

上腹部(如胃、十二指肠或胆、胰等)脏器疾病术后引起横结肠粘连或冗长横结肠中段下垂,力集中在镜身轴周围而无法传导到镜端,引起非固定乙状结肠或(和)横结肠过度伸展。结肠镜通过横结肠时,横结肠中段下垂至下腹部,乙状结肠呈背弓状上移接近横结肠,镜端与肝曲之间向两个方向运动,称反向运动(paradoxical movement),说明力传导集中在镜身轴的周围,无法向镜端传导。解除反向运动的方法:被检者取仰卧位,助手左手在脐上向剑突下推移和按压,右手在高位 S-top 处向左下腹部推移和按压,使力由镜身轴传导到镜端。

七、结肠冗长症

结肠冗长症(redundant colon)又称先天性长结肠,是一种先天性结肠畸形。结肠冗长症的结肠黏膜下神经丛与肌间神经丛均显著增生,神经节细胞数增加,是一种神经病理异常性疾病。结肠冗长症多见于乙状结肠,正常解剖的升结肠长度为 15 cm、横结肠为 55 cm、降结肠为 20 cm、乙状结肠为 40 cm。X线钡剂灌肠是诊断结肠冗长症的重要手段,如果乙状结肠长度超过正常值的 35%～40%,称乙状结肠冗长症。根据冗长结肠累及部位和范围,将结肠冗长症分为:Ⅰ型,单节段冗长结肠;Ⅱ型,2 节段冗长结肠;Ⅲ型,3 节段以上冗长结肠。选择柔性镜身轴旋拉平衡缩短法的基本操作,最后顺利抵达回盲部。结肠冗长症插镜操作方法:① 避免镜身轴偏离肠腔和过度伸展肠管、缩短半月皱襞之间的距离,镜身在肠腔内呈自由状态。② 避免低位或高位乙状结肠顶端(S-top)形成拐杖现象。③ 避免形成各异的肠袢(如腹侧 α 肠袢、背侧 α 肠袢、N 肠袢和 γ 肠袢等)。④ 助手按压腹部,避免肠袢再次形成。在结肠冗长症被检者中,降乙结肠移行处(SDJ)、脾曲(splenic flexure, SF)和肝曲(hepatic flexure, HF)等弯曲处,如果结肠镜无法通过冗长乙状结肠,需变换体位(由左侧卧位变化为仰卧位或右侧卧位),助手按压腹部等,多数情况下镜端能通过 SDJ,插镜时感到非常顺利;通过 SF 时取仰卧位,如果 SF 形成拐杖现象,结肠镜通过困难,被检者的体位由仰卧位改为右侧卧位,多数被检者的拐杖现象能迎刃而解;如果镜端无法通过 HF,助手按压右下腹(回盲部)向脐部方向推移,该方法极其有效。

八、虹吸现象

在大气压的作用下,高度差产生流体力学现象,可以不借助泵抽吸液体,称虹吸现象(siphonage)(图 3-110)。虹吸现象在结肠镜检查中表现为:① 直乙状结肠移行处(RSJ)在脱气水状态下,容易使乙状结肠缩短呈直线化,利用虹吸流体力学现象,水自然流出左半结肠,减少乙状结肠容积量,辅助结肠镜操作。② 如果术前肠腔准备不满意,利用虹吸原理和脱气水方法,注入大量生理盐水后提高视野的清晰度。③ 一旦注水量过多,液体压强和大气压强将水持续流到低位左半结肠,肠道由粪水置换成清水,改善观察视野。

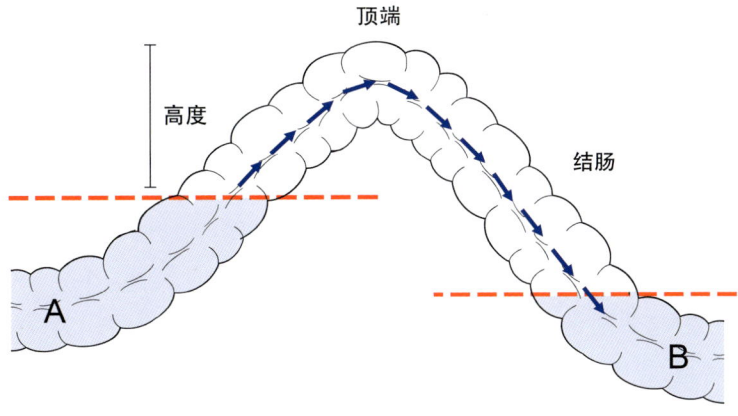

图 3-110 虹吸现象

九、吸引旋拉缩短

结肠镜通过非固定乙状结肠时,应选择顺时针和(或)逆时针旋拉平衡镜身轴、吸引肠腔多余气体、镜身轴不偏离肠腔和缩短半月皱襞之间的距离等基本方法。① 负压吸引肠腔内多余气体和肠液,辨认无名沟或皱襞走向,顺时针和(或)逆时针旋拉平衡柔性镜身轴。② 在旋拉平衡镜身轴过程中,继续吸引肠腔内多余气体,进一步缩小肠腔直径。③ 使镜身轴不偏离肠腔,缩短半月皱襞之间的距离,镜身轴在肠腔内处于自由状态,力由镜身轴传导到镜端(图 3-111)。

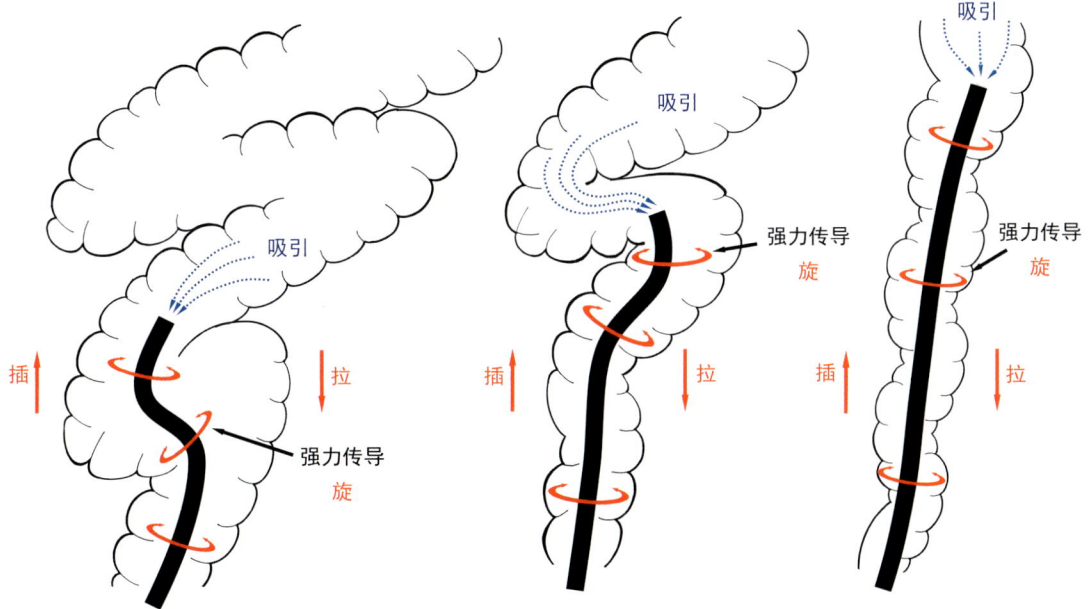

图 3-111 吸引和旋拉缩短

十、肠腔固定支点

肠腔固定支点是指杠杆赖以支撑物体而发生作用的固定不动点。根据大肠的解剖学特征，直肠、降结肠和升结肠相对固定不动点在后腹膜，直肠沿着骶骨背侧的位置被固定。固定肠段分为直肠、左半结肠（降乙结肠移行处、降结肠和脾曲）和右半结肠（肝曲、升结肠和盲肠）；非固定肠段分左半结肠（乙状结肠）和横结肠（图3-112）。非固定乙状结肠和横结肠的各形态肠袢，在左半结肠低位乙状结肠顶端（S-top）、高位S-top和脾曲处容易形成拐杖现象，原因与非固定乙状结肠和横结肠表面附着肠系膜，并与移动有关。结肠镜通过非固定（游离）肠段时，操作者判断镜身轴是否偏离肠腔非常重要。如果完整缩短非固定乙状结肠和横结肠的半月皱襞，镜身轴能在自由状态下通过游离肠腔，镜端经降乙结肠移行处（SDJ）顺利抵达脾曲处；如果未缩短或半缩短乙状结肠的半月皱襞，镜身轴无法将力传导到镜端，给插镜操作带来一定的困难，镜身轴容易向内侧、端侧或腹侧偏移，形成形态各异的肠袢；如果继续插镜，力集中在镜身轴的周围，并向肠腔薄弱处传导和移位，形成大直径肠袢。

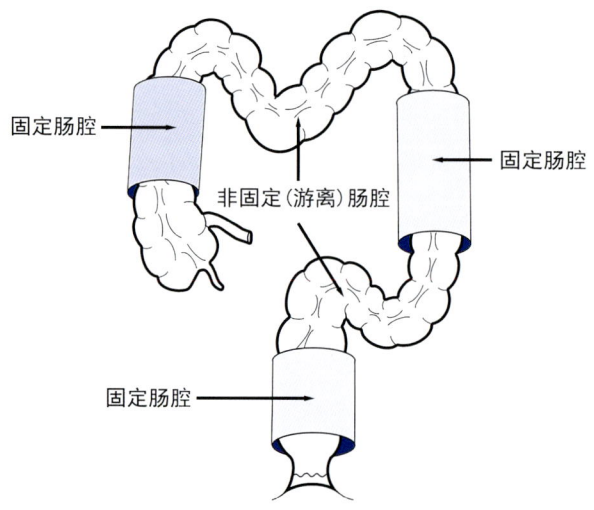

图3-112　大肠解剖特征

（一）固定肠腔

肠腔在腹膜后固定，称固定肠腔。① 结肠镜插入直肠后，不急于进镜，应了解直肠固定段的行走方向。② 如果固定与非固定移行处的肠黏膜有脱水和肠蠕动亢进，可以用注水泵直视下注入被加温的生理盐水，缓解肠黏膜脱水状态和抑制肠蠕动亢进。③ 如果肠黏膜脱水或肠蠕动亢进未缓解前注入空气，表面张力增加，柔性镜身轴容易紧贴肠黏膜，增加镜身与肠壁之间的摩擦力。④ 如果肠黏膜脱水和肠蠕动缓解，表面张力下降，柔性镜身轴没有紧贴肠黏膜，从而减少镜身轴与肠壁之间的摩擦力。⑤ 降低表面张力，有利于辨认肠腔行走方向，容易清除黏膜表面残渣和清洁镜面等。⑥ 如果置入镜端帽，其插管效果更佳。⑦ 操作者的右手握持镜身（距肛齿 60 cm 左右），镜端与肠壁保持 2～5 mm 观察距离，顺时针和逆时针旋拉柔性镜身轴循腔进镜。

（二）非固定肠腔

肠腔未在后腹膜固定，称非固定肠腔。在插镜过程中，通过非固定（游离）左半结肠，顺时针和逆时针旋拉柔性镜身轴，平衡和缩短半月皱襞是最理想的插管方法。插管困难主要与乙状结肠长度、行走方向和肠粘连有关，但常因人而异。① 冗长乙状结肠容易形成肠袢，插镜力难以传导到镜端。② 柔性镜身轴通过乙状结肠，容易引起乙状结肠过度伸展，被检者腹痛明显。③ 腹腔活动空间较小的低体质指数被检者，应降低镜身轴与肠壁之间的摩擦力，腹腔活动空间较大的高体质指数被检者，应增加镜身轴肠壁之间的摩擦力。

第四章

部位操作技巧

结肠镜单人操作的核心技术是顺时针和(或)逆时针旋拉平衡镜身轴,缩短半月皱襞之间的距离。疑难插镜技术分:① 肠袢形成前:柔性镜身轴未偏离肠腔,容易判断肠腔行走方向,以顺时针和(或)逆时针旋拉平衡镜身轴为主,预防肠袢形成,保持镜身轴在肠腔内的自由度,适合简单结肠镜单人操作。② 肠袢形成后:柔性镜身轴偏离肠腔和肠袢形成,判断肠腔行走方向较困难,以顺时针和(或)逆时针旋拉平衡镜身为主,适合于较复杂结肠镜单人操作。③ 疑难肠腔:如肠粘连、冗长乙状结肠、肠腔锐角弯曲、柔性镜身轴偏离肠腔和肠袢形成等,以顺时针和(或)逆时针旋拉平衡镜身轴、缩短半月皱襞之间的距离、变换体位和腹部按压,适合于疑难结肠镜单人操作。

(一) 基本操作

掌握结肠镜单人操作原理是非常重要的环节。① 操作者的右手握持镜身轴,利用杠杆原理顺时针和(或)逆时针旋拉平衡镜身轴,保持镜身轴的自由度,将力由镜身轴传导到镜端。② 顺时针和(或)逆时针旋拉平衡镜身轴,结肠镜观察肠壁黏膜景深距离保持在清晰范围内。③ 在旋拉过程中有阻力感,应及时调整旋拉方向。④ 操作者左手握持操纵部和控制上下、左右角钮,协调右手,并不断修正和旋拉平衡镜身轴。⑤ 操作者右手除旋拉平衡镜身轴外,及时接收力传导的反馈信息,切忌右手频繁变换握持镜身姿态。⑥ 操作者左手应分工明确,无名指和小指持握操作部,拇指和中指控制上下、左右角钮,示指控制送气水钮和吸引钮等。

1. 直乙结肠移行处(RSJ) ① 将结肠镜角度调整到 12 点,顺时针和(或)逆时针旋拉平衡镜身轴循腔。② 旋拉平衡镜身轴时遇有阻力,即反向旋拉平衡镜身轴,使 RSJ 由锐角变成钝角。③ 充分暴露肠腔的行走方向。④ 力由镜身轴传导到镜端,镜身轴不偏离肠腔,缩短半月皱襞之间的距离。

2. 降乙结肠移行处(SDJ) ① 通过非固定乙状结肠弯曲时,将结肠镜角度调整到 12 点,缓慢顺时针和(或)逆时针旋拉平衡镜身轴,仔细寻找肠腔行走方向。② 结肠镜通过 SDJ 并进入降结肠,继续顺时针和(或)逆时针旋拉平衡镜身轴,使镜身轴不偏离肠腔。③ 吸引肠腔内多余气体,缩短半月皱襞之间的距离。

3. 脾曲 ① 结肠镜角度调整在 12 点旋拉后肠腔变大,适合上角 12 点顺时针和(或)逆时针旋拉平衡镜身轴。② 结肠镜角度在 6 点旋拉后肠腔变大,适合下角 6 点顺时针和(或)逆时针旋拉平衡镜身轴。③ 嘱被检者深吸气,结肠镜顺利进入横结肠。

4. 横结肠 ① 结肠镜进入横结肠中段,顺时针和(或)逆时针旋拉平衡镜身轴。② 利用镜身轴与肠壁黏膜之间增加或减少摩擦力,如注水会减少肠壁黏膜内摩擦力,吸引肠腔内气体会增加肠壁黏膜内摩擦力。③ 结肠镜操作时出现反向运动,提示横结肠中段向下腹部方向下垂。④ 通过不断顺时针和(或)逆时针旋拉平衡镜身轴,镜身不偏离肠腔,缩短横结肠半月皱襞之间的距离,镜端很快接近肝曲。

5. 肝曲 ① 镜端接近肝曲时,将结肠镜角度调整到 12 点,沿肝曲进行顺时针和(或)逆时针旋拉镜身轴,充分暴露肠腔的行走方向。② 边旋拉平衡镜身轴边上翘角钮,吸引远端肠腔内多余气体,缩短与升结肠之间的距离。③ 通过肝曲进入升结肠,继续顺时针和(或)逆时针旋拉平衡镜身轴,使肝曲由锐角变为钝角。④ 吸引升结肠内多余气体,缩短与回盲部之间的距离。

(二) 困难操作

遇到操作困难的被检者,应判断镜身轴位置、肠腔长度、弯曲程度和肠袢形成等,及时变换体位(由左侧卧位转换到仰卧位或右侧卧位),根据镜身走向按压腹部并解除肠袢等。① 在扩张的肠腔内插镜,易引起复杂肠袢,导致力集中在镜身轴周围,难以传导到达镜端,解袢比较困难。② 在非扩张的肠腔内吸引多余气体,顺时针和(或)逆时针旋拉平衡镜身轴,缩短半月皱襞之间的距离,镜身轴处于自由状态,力由镜身传导到镜端,解袢比较简单。③ 判断肠腔行走方向和弯曲程度,将肠腔弯曲由锐角变成钝角,适量注水和保持清晰视野,有利于引导插镜方向。④ 结肠镜与肠壁黏膜之间保持良好的景深距离,对观察肠腔行走方向特别有效。⑤ 镜身轴偏离肠腔时容易陷入无法插镜的困境,强调早发现和早解袢的重要性。⑥ 镜身轴在肠腔内保持自由状态,吸引多余气体,有利于协助按压腹部操作。

(三) 平衡缩短技巧

初学者学习单人操作技术时,结肠镜通过最难掌握的部位是非固定乙状结肠。乙状结肠走向因人而异,肠腔越长操作越复杂,经常给初学者带来意想不到的困难。比如:① 乙状结肠盘曲在较小的女性骨盆内,力传导受阻,引起肠腔过度伸展。② 冗长非固定乙状结肠容易形成多形态肠袢。③ 在低位或高位乙状结肠顶端(S-top)处易形成拐杖现象。④ 盲目进镜,力容易集中在镜身轴周围,乙状结肠呈驼背状向上腹腔伸展,镜身轴通过横结肠中段易向乙状结肠下垂,并出现不良操作状态。⑤ 结肠镜盘曲在左腹股沟疝内形成难以解除的乙状结肠袢。

掌握顺时针和(或)逆时针旋拉平衡镜身轴和缩短半月皱襞之间距离的技术,是解决乙状结肠操作难题的关键。受冗长的非固定乙状结肠、瘦小体型或肥胖体型、多发性憩室和腹部手术史(如粘连)等影响,使乙状结肠行走方向千变万化。如果过于追求右旋缩短法和钩拉法通过直乙结肠移行处(RSJ),难免会出现镜身轴偏离肠腔,形成形态各异的肠袢。结肠镜通过降乙结肠移行处(SDJ)时,镜身轴在肠腔内处于非自由状态,力传导和旋拉平衡镜身轴受到一定的限制。操作要点:① 顺时针和(或)逆时针旋拉平衡镜身轴循腔,左手持握操纵部角钮,协调右手持镜旋拉平衡镜身轴。② 顺时针和(或)逆时针旋拉平衡镜身轴应从12点开始,如果旋拉平衡时肠腔变小,可以改为6点开始。③ 旋拉平衡镜身轴时阻力较大应局部注水,减少镜身轴与肠壁黏膜之间的摩擦力,如果旋拉平衡镜身轴时难以缩短半月皱襞之间的距离,应吸气增加与肠壁黏膜之间的摩擦力。④ 结肠镜操作不满意,可以寻找新的插镜角度,直至满意为止。⑤ 旋拉平衡镜身轴需要连贯的一气呵成,切忌途中操作者突然中断右手持握镜身位置,导致旋拉平衡镜身轴和缩短半月皱襞之间距离的操作失败。

(四) 建立接替制度

建立接替制度对初学者来说至关重要。不同级别操作者有一定的局限性,当操作者的操作技巧难以超越被检者的个体差异,单靠延长时间进行反复尝试单人操作是极不理智的,即使牵强完成结肠镜操作,也不知道问题出在什么地方。延长操作时间的缺点:一方面增加被检者的痛苦,或给无痛被检者带来潜在麻醉风险;另一方面操作者长时间操作无进展,操作者体能迅速下降,产生求胜心切的心理,出现牵强和不安全等系列动作,严重时引发穿孔等并发症。建立接替制度有利于提高初学者的水平,通过观察高水平操作者如何处理插镜问题,寻找自身未掌握的操作技巧和理论。

第一节　直肠操作

结肠镜通过直肠时有两处弯曲:骶曲指直乙结肠移行处(RSJ)的直肠沿骶骨前方形成弯曲、会阴曲指移行至肛管之前再次形成弯曲。结肠镜从口侧缘观察直肠,分别见上直肠横襞(上 Houston 瓣)、中直肠横襞(中 Houston 瓣)和下直肠横襞(下 Houston 瓣)。上、下直肠横襞位于左侧,中直肠横襞位于右侧。中直肠横襞又称 Kohlrausch 皱襞,位于腹膜折返处,女性形成直肠子宫陷凹(Douglas 陷凹),男性形成膀胱直肠陷凹。

一、困难操作的原因

(一) 低体质指数

被检者瘦小,直肠操作空间小,肠腔锐角弯曲多。

(二) 术后粘连

子宫切除、剖宫产、盆腔手术等引起术后粘连最为常见的并发症,结肠镜通过直肠 Kohlrausch 皱襞和 RSJ 较为困难。

二、选择操作方法

(一) 肛门插镜

被检者取左侧卧位,镜端和肛管处涂布足够的润滑软膏,操作者用左手暴露被检者的肛管,右手持镜插入直肠。

(二) 直肠插镜

从解剖学角度说,取左侧卧位有利于气体聚集于直肠,但要控制注气量。旋拉平衡镜身轴应从直肠开始,插镜无需观察直肠全貌。副送水协助插镜:① 清洗肠道内残余粪便和残渣。② 保持肠腔半开放状态。③ 适当注水起到润滑作用,减少镜身轴与肠壁黏膜之间的摩擦力。旋拉镜身轴:① 顺时针旋拉镜身轴通过 Houston 瓣近端。② 逆时针旋拉镜身轴通过 Houston 瓣中端(图 4-1)。③ 顺时针或逆时针旋拉镜身轴通过 Houston 瓣远端。④ 上述操作可有效地避免直乙结肠移行处(RSJ)由钝角变为锐角(图4-2),以及低位乙状结肠顶端(S-top)形成拐杖现象。

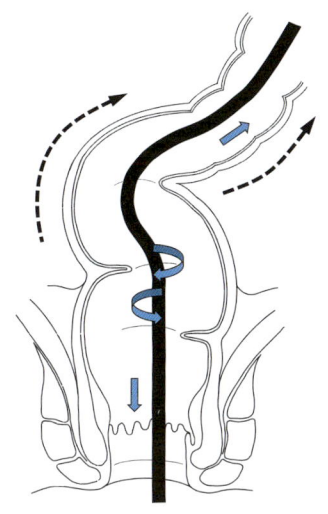

图4-1 直乙结肠移行处(旋拉)

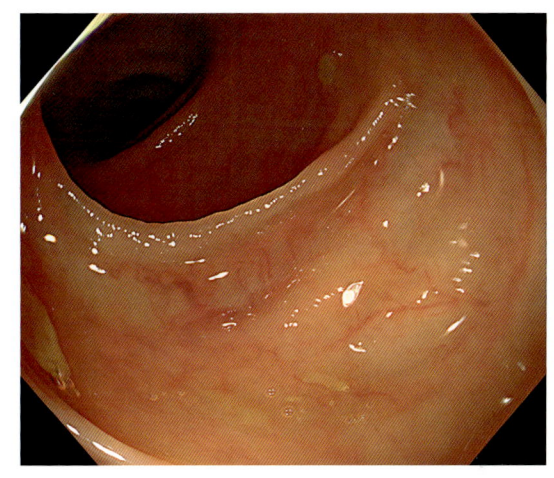

图4-2 直乙结肠移行处(肠镜图像)

注意:① 直肠过度注气,肠腔扩张和伸展。② 推进式插镜无法顺利越过RSJ锐角(图4-3),在低位S-top形成拐杖现象(图4-4)。

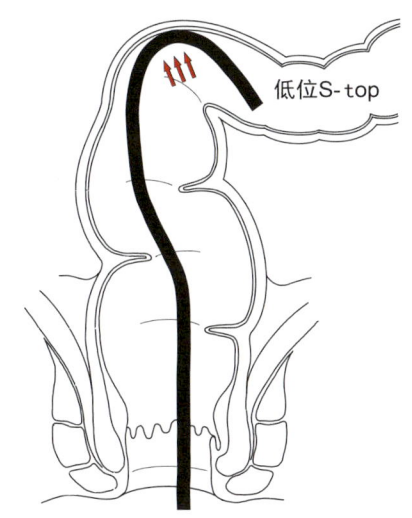

图4-3 直乙结肠移行处(低位S-top)

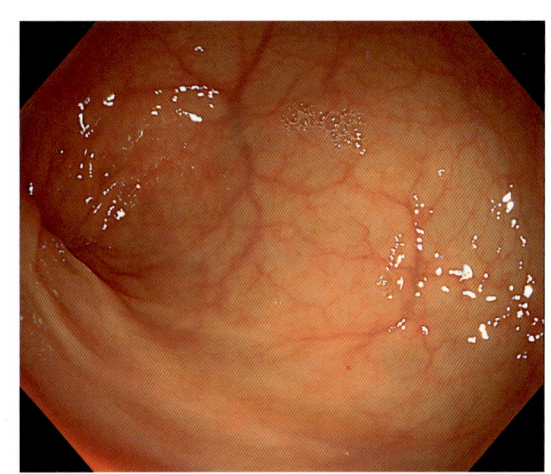

图4-4 直乙结肠移行处(S-top图像)

(三) RSJ插镜

结肠镜通过乙状结肠时,以顺时针和(或)逆时针旋拉平衡镜身轴为主。通过RSJ后反复旋拉平衡镜身轴,旋拉幅度是根据肠腔弯曲角度而定的。

(1) 镜身通过RSJ前,根据肠腔行走方向,以旋拉平衡镜身轴为主,镜身轴不偏离肠腔,使镜身轴在肠腔内处于自由状态。

(2) 镜身轴通过 RSJ 并进入乙状结肠,以旋拉平衡镜身轴为主。如果镜身轴偏离肠腔,力难以从镜身轴传导到镜端,易引起肠腔过度伸展,建议改用细径内镜或被动弯曲结肠镜。

(3) 镜身轴通过乙状结肠时,反复旋拉平衡镜身轴。如果通过非冗长乙状结肠时,镜身轴偏离肠腔或镜身轴在肠腔内处于非自由状态,可能与缩短半月皱襞之间的距离不对称有关,勉强通过降乙结肠移行处(SDJ),增加镜身轴与肠壁黏膜之间的摩擦力;如果通过冗长乙状结肠时,即使选择旋拉平衡镜身轴,缩短半月皱襞之间的距离,有时也难以纠正镜身轴偏离肠腔,形成水管状肠腔,有时牵强插镜到 SDJ 时会增加被检者的痛苦。

取左侧卧位,在直肠就开始选择顺时针和(或)逆时针旋拉平衡镜身轴操作,保持缩短半月皱襞之间的距离,一般不需要在途中变换体位,可以从 RSJ 顺利插镜至回盲部。

第二节 乙状结肠操作

非固定乙状结肠形态复杂多变,有时难以辨别行走方向。① 冗长的乙状结肠容易引起弯曲和肠袢,依赖辅助设施完成插镜比率较高。② 乙状结肠在盆腔内简单行走的瘦小体型女性,均能顺利抵达回盲部。③ 乙状结肠在盆腔内复杂行走的瘦小体型女性,需要不断顺时针和(或)逆时针旋拉平衡镜身轴并改变曲率、曲率半径和肠腔弯曲度,不断注水减少镜身轴与肠壁黏膜之间的摩擦力,使镜身轴在肠腔内处于自由状态下插镜,最后顺利抵达回盲部。④ 低位或高位乙状结肠顶端(S-top)容易形成拐杖现象,选择被动弯曲细径结肠镜,用简单的操作方法解除拐杖现象,但选择普通结肠镜可能用复杂的操作方法解除拐杖现象,既费时又费力。⑤ 肥胖体型者选择变换体位、置镜端帽、腹部按压或单气囊内镜等辅助方法,最终取得满意的效果。

一、困难操作的原因

(一) 乙状结肠冗长

多见于高体质指数肥胖或慢性便秘被检者。如果操作者一味追求循腔插镜,容易在低位或高位 S-top 形成拐杖现象,通过非固定乙状结肠的镜身轴容易盘曲在盆腔内,引起乙状结肠过度伸展,加重被检者的痛苦。

(二) 腹部术后粘连

外科腹部术后、子宫内膜异位症、输卵管结扎术(手术绝育)、剖宫产和大肠憩室炎等,导致乙状结肠与周围肠管或腹膜之间的粘连,镜身困难通过非固定乙状结肠。如果强行通过非固定乙状结肠,肠腔弯曲处由钝角变为锐角,会增加被检者的痛苦;如果选择不正确的旋拉平衡镜身轴,会引起局部黏膜损伤、肠穿孔、肠粘连处撕裂和浆膜侧炎症等。

(三) 存在操作问题

1. **不良操作**　① 对缺乏经验的初学者来说,容易混淆旋拉平衡与循腔进镜之间的基本概念,经常遇到镜身轴偏离肠腔。② 对中级操作者来说,片面追求插镜抵达回盲部的时间,把操作时间视为提高单人操作水平的捷径,误判肠袢形态和走向,其结果是越解袢越困难和越解袢越复杂,最后处于进退两难的境地。盲目插镜容易使乙状结肠形成驼背状向上腹腔伸展,横结肠中段向乙状结肠下垂,引起不良操作(图 4-5)。

2. **插镜困难**　未及时纠正不良操作,力集中在镜身轴周围,难以传导到镜端。① 非固定 S-top 形成拐杖现象,乙状结肠呈驼背状向上腹腔伸展并形成腹侧 α 袢。② 肠壁弯曲处集中在脾曲,顶起左侧横膈膜形成拐杖现象。③ 横结肠中段下垂接近乙状结肠,力难以传导到镜端,引起插镜困难(图 4-6)。

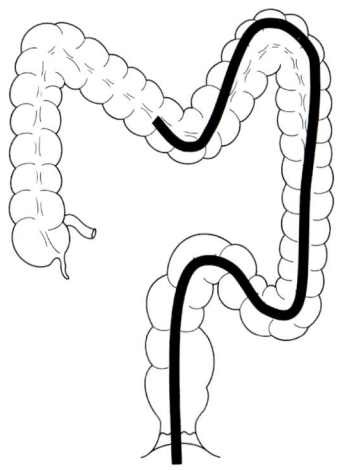

图 4-5　不良操作

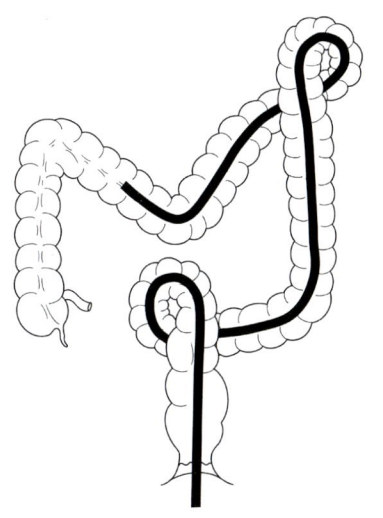

图 4-6　插镜困难

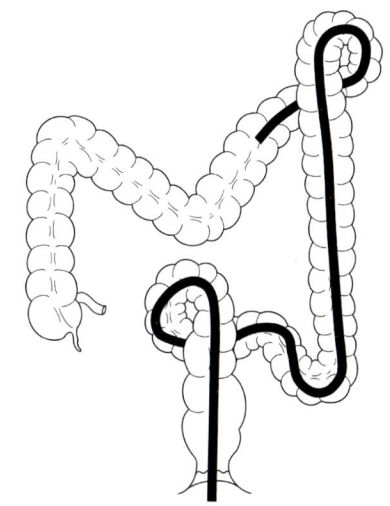

图 4-7　无法插镜

3. **无法插镜**　力传导难以从镜身轴传导到镜端时插镜,结肠镜与横结肠之间出现反向而行现象,称反向运动。S-top 处肠袢处于弯曲状态,镜身轴通过腹腔左下降乙结肠移行处(SDJ)呈扭曲状伸展;同时肠腔弯曲处集中在脾曲,顶起左侧横膈膜形成拐杖现象,最终导致无法插镜而失败(图 4-7)。

在内镜插管位置观察装置(UPD)和 X 线透视下进行结肠镜操作,适合于难以判断镜身轴的走向,按循腔进镜原则插管,无法判断低位和高位乙状结肠顶端(S-top)形成拐杖现象,以及 M 袢、α 袢、N 袢和 γ 袢等形成。一旦发现结肠镜不进反退的现象,肠系膜过度牵拉,被检者疼痛加重,才意识到肠袢形成。该形态肠袢很难进行解袢,需要有经验的内镜操作医生进行解袢,称为被动性解袢。

二、选择操作方法

如果肠袢直径由小变大,即使助手按压腹部,解袢比较困难,插镜难度较大;如果肠袢直径由大变小,助手按压腹部,容易解袢,插镜难度较小。① 冗长非固定乙状结肠容易形成较大肠袢,弯曲处锐角较多见,镜身轴通过较为困难。② 弯曲处由锐角变为钝角,结肠镜通过比较容易。③ 随体位和重力的改变,空气易聚集在镜身轴周围,吸引气体可以提高插镜成功率。④ 助手按压腹部时,肠袢直径较小容易解袢,而直径大解袢困难。⑤ 操作者的右手把持距肛门 25～30 cm 的镜身,优点是顺时针和(或)逆时针旋拉平衡镜身轴能及时获取相关信息,有助于缩短半月皱襞之间的距离。

(一) 基本行走方向

根据乙状结肠的解剖构筑,将行走方向分为典型走向(图4-8)、短直斜行走向(图4-9)、起始右侧走向(图4-10)和延伸腹腔走向(图4-11)。由于乙状结肠解剖构筑和行走方向较特殊,也是镜身轴通过乙状结肠的难题。

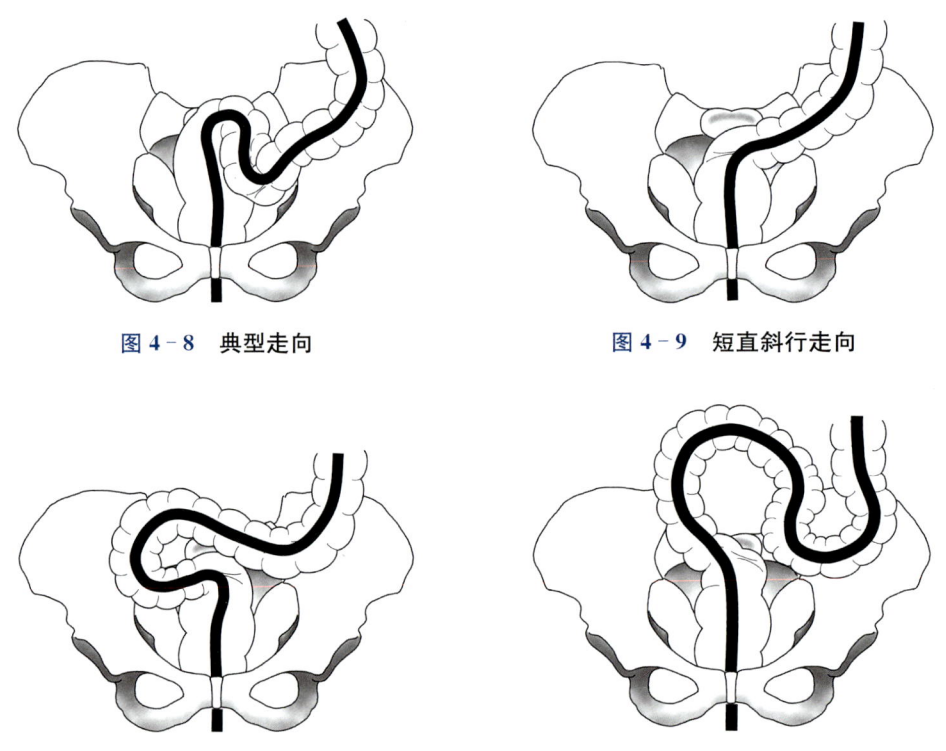

图4-8 典型走向　　图4-9 短直斜行走向

图4-10 起始右侧走向　　图4-11 延伸腹腔走向

1. **典型走向**　镜身轴通过直乙结肠移行处(RSJ),沿盆腔左侧乙状结肠进入腹腔。顺时针和(或)逆时针旋拉平衡镜身轴,缩短半月皱襞之间的距离,不断调整弯曲走向后通过降乙结肠移行处(SDJ),直接进入降结肠。值得注意的是,如果选择单向顺时针旋拉镜身轴,容易形成α袢,引起镜身偏离肠腔;如果选择顺时针和(或)逆时针旋拉平衡镜身轴,容易缩短半月皱襞之间的距离,避免镜身轴偏离肠腔。

2. 短直斜行走向　镜身通过盆腔左侧短直斜形乙状结肠进入腹腔。由于乙状结肠较短,不易形成肠袢。

3. 起始右侧走向　镜身通过盆腔右侧 RSJ,拐弯沿盆腔左侧乙状结肠进入腹腔。按传统方法操作:① 镜身沿稍冗长乙状结肠行走,易形成α袢。② 将左侧行走乙状结肠向右侧翻转,一旦翻转成功,将恢复典型走向。值得注意的是,如果选择镜身(40～50 cm)SDJ处解除α袢,易滑脱退回 RSJ;如果α袢形成前,选择顺时针和(或)逆时针旋拉平衡镜身轴,缩短半月皱襞之间的距离,将左侧行走的乙状结肠翻转至右侧,容易解除α袢。

4. 延伸腹腔走向　镜身通过盆腔右侧 RSJ 后,向上拐弯至下方沿盆腔左侧乙状结肠进入腹腔。根据解剖构筑:① 较冗长乙状结肠在骨盆腔内盘曲,弯曲较多,肠腔半月皱襞减少。② 冗长乙状结肠的肠腔半月皱襞明显减少,半月皱襞间距增宽,并延伸到横膈膜附近。

(二) 操作方法

大肠变异最大部位是乙状结肠,根据解剖特征选择顺时针和(或)逆时针旋拉平衡镜身轴和缩短半月皱襞之间距离的操作方法。① 逆时针旋拉平衡镜身轴是预防和解除背侧α袢。② 顺时针旋拉平衡镜身轴是预防和解除腹侧α袢。③ 盲目追求顺时针旋拉平衡镜身轴,使冗长的乙状结肠形成不自然姿态,伴肠袢形成。④ 逆时针和(或)顺时针组合旋拉平衡镜身轴,有利于缩短半月皱襞之间的距离。⑤ 对腹部术后肠粘连、冗长的乙状结肠或高体质指数肥胖型被检者,选择被动弯曲(PB)、强力传导(HFT)和可变硬度(VS)结肠镜,有助于增加镜身轴与肠壁黏膜之间的摩擦力,缩短半月皱襞之间的距离。⑥ 严重肠粘连、低体质指数女性被检者,选择细径结肠镜和注水插镜等方法,有助于降低镜身轴与肠壁黏膜之间的摩擦力。

1. 基本操作

(1) 旋拉循腔:以往结肠镜基本操作是循腔进镜,缺点是以盲目插镜为主,易引起镜身轴偏离肠腔,肠腔过度伸展,伴α袢、N袢、M袢和γ袢等形态各异肠袢,也是操作者难以解决的问题。随着单人操作技术的进步,由轴保持短缩法逐步演变成柔性轴平衡缩短法。操作者的右手持握镜身,左手持握操纵部并控制上下、左右角钮,协调右手旋拉平衡镜身轴。结肠镜与肠壁黏膜之间景深保持良好的观察距离(3～5 mm),不间断顺时针和(或)逆时针旋拉平衡镜身轴,寻找垂直无名沟和皱襞。一旦发现垂直无名沟和皱襞,结肠镜调整到 12 点作为起点,顺时针和(或)逆时针旋拉平衡镜身轴;遇到阻力时,将结肠镜调整至 6 点作为起点,旋拉平衡镜身轴,直至暴露出肠腔。

(2) 旋拉缩短:根据操作者的需求,随时调整镜身轴与肠壁黏膜的摩擦力、曲率和曲率半径。① 旋拉平衡镜身轴的过程中遇到阻力,建议反向旋拉平衡镜身轴,切忌单向旋拉平衡镜身轴。② 一旦肠腔走向不明确,易形成肠袢。③ 旋拉平衡镜身轴时,力集中在镜身轴周围,难以传导到镜端,可能与腹部术后肠粘连或乙状结肠冗长有关。

2. 操作过程　结肠镜接近低位乙状结肠顶端(S-top)部位时尽量少注气或不注气,使直乙结肠移行处(RSJ)呈半开放状态,调整镜端至12点后,以顺时针为主和逆时针为辅旋拉镜身轴(图4-12);紧接反向将镜端调整到低位S-top,逆时针旋拉并结合顺时针平衡镜身轴,充分暴露肠腔(图4-13);继续顺时针旋拉并结合逆时针平衡镜身轴至11~12点,右手边旋拉左手拇指边上翘弯曲部(图4-14);当镜身轴调整到1~2点时,暴露出肠腔走向(图4-15);继续顺时针或逆时针反向旋拉将镜身轴调整至5~6点,根据肠腔行走方向,选择逆时针或顺时针旋拉镜身轴(图4-16);边旋拉边调整镜身轴至6点,顺时针并结合逆时针旋拉平衡镜身轴(图4-17);结肠镜越过半月皱襞后接近高位S-top(图4-18);如果盲目通过闭合皱襞,容易形成拐杖现象,应选择以逆时针旋拉镜身轴为主和顺时针旋拉镜身轴为辅的方法,寻找肠腔行走方向(图4-19);一旦发现肠腔,结肠镜调整至3点顺时针旋拉镜身轴,结肠半月皱襞间距离自然缩短(图4-20);结肠半月皱襞容易辨别,结肠镜以顺时针和(或)逆时针旋拉镜身轴越过半月皱襞(图4-21);结肠镜越过半月皱襞进入降乙结肠移行处(SDJ)(图4-22);结肠行走方向由右顺时针转向逆时针,将镜端调整至6~7点后逆时针旋拉镜身轴并结合顺时针平衡镜身轴,防止镜身轴偏离肠腔(图4-23);结肠镜通过SDJ进入降结肠,适当顺时针和(或)逆时针旋拉镜身轴,同时吸引肠腔内多余气体,使肠腔压力保持低张状态(图4-24);结肠镜直接插镜或边旋拉边插镜到脾曲(图4-25)。

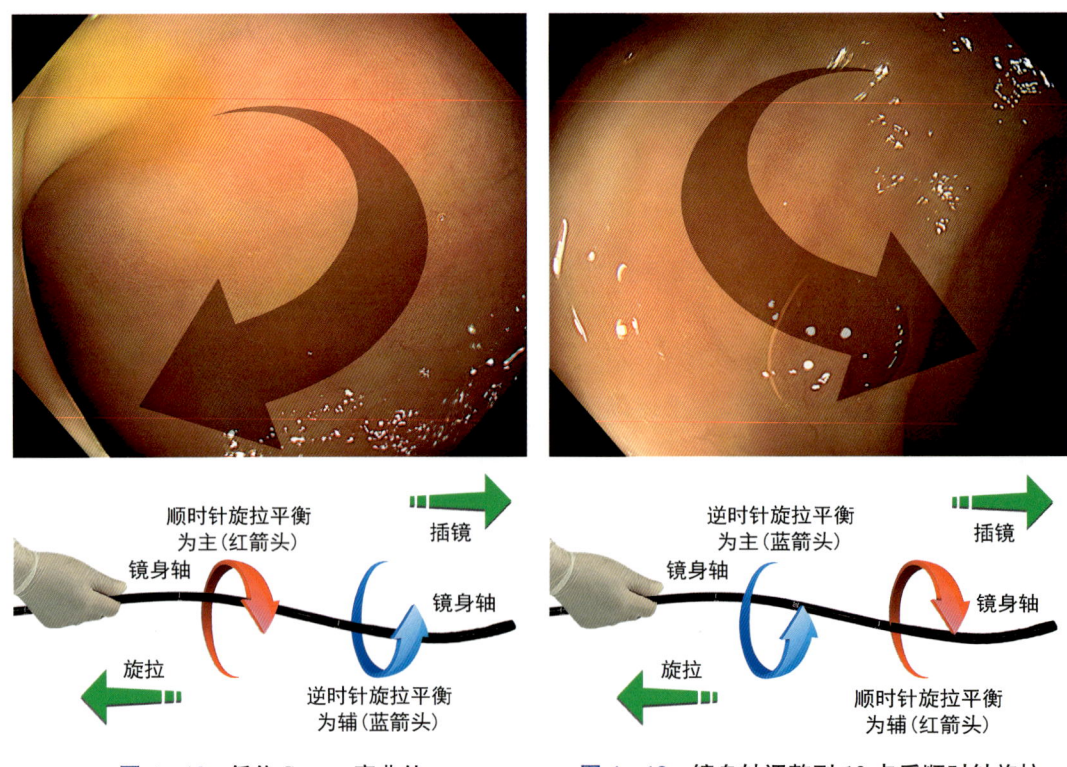

图4-12　低位S-top弯曲处　　　　图4-13　镜身轴调整到12点后顺时针旋拉

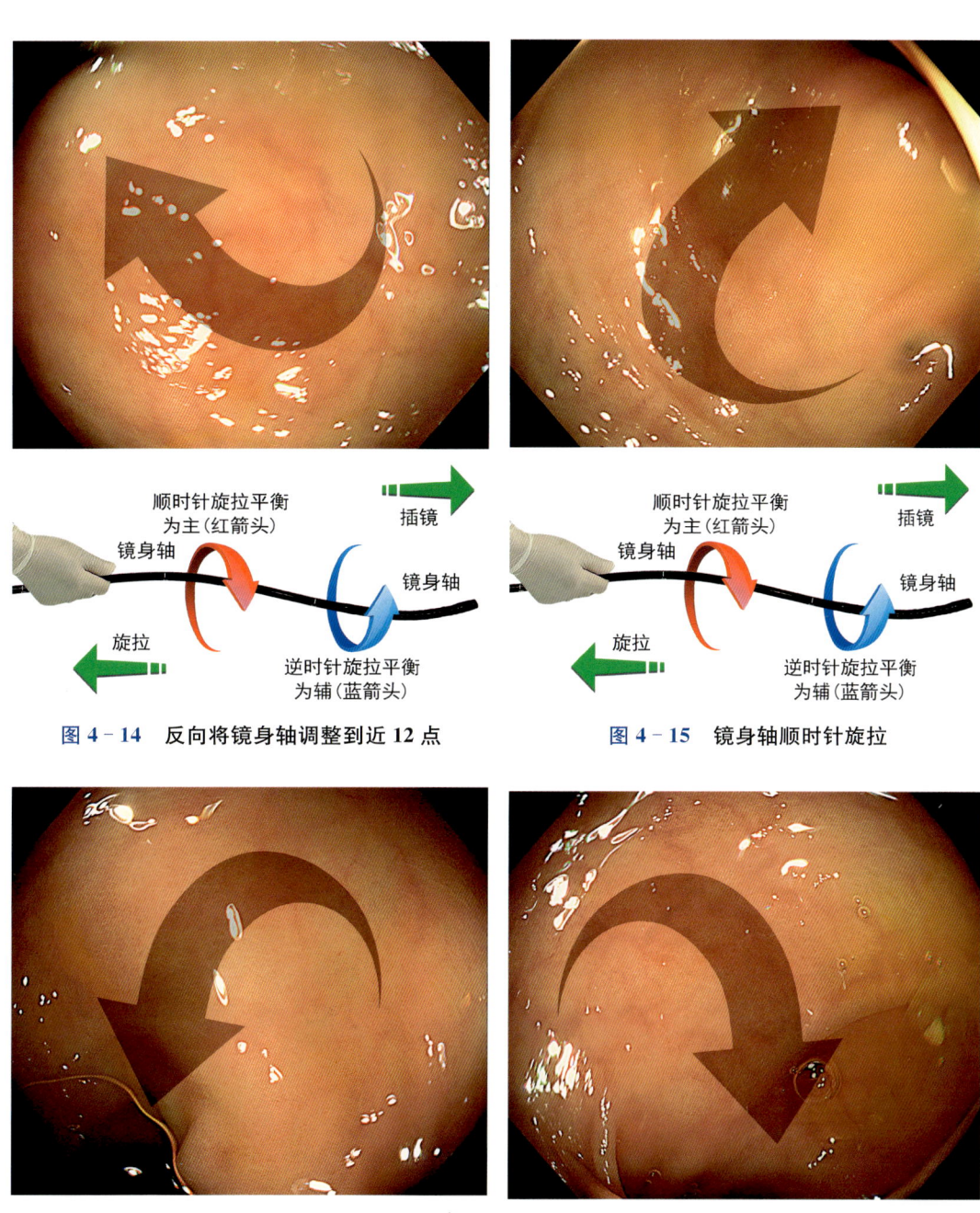

图 4-14　反向将镜身轴调整到近 12 点

图 4-15　镜身轴顺时针旋拉

图 4-16　镜身轴调整到近 6 点逆时针旋拉

图 4-17　镜身轴调整到 6 点顺时针旋拉

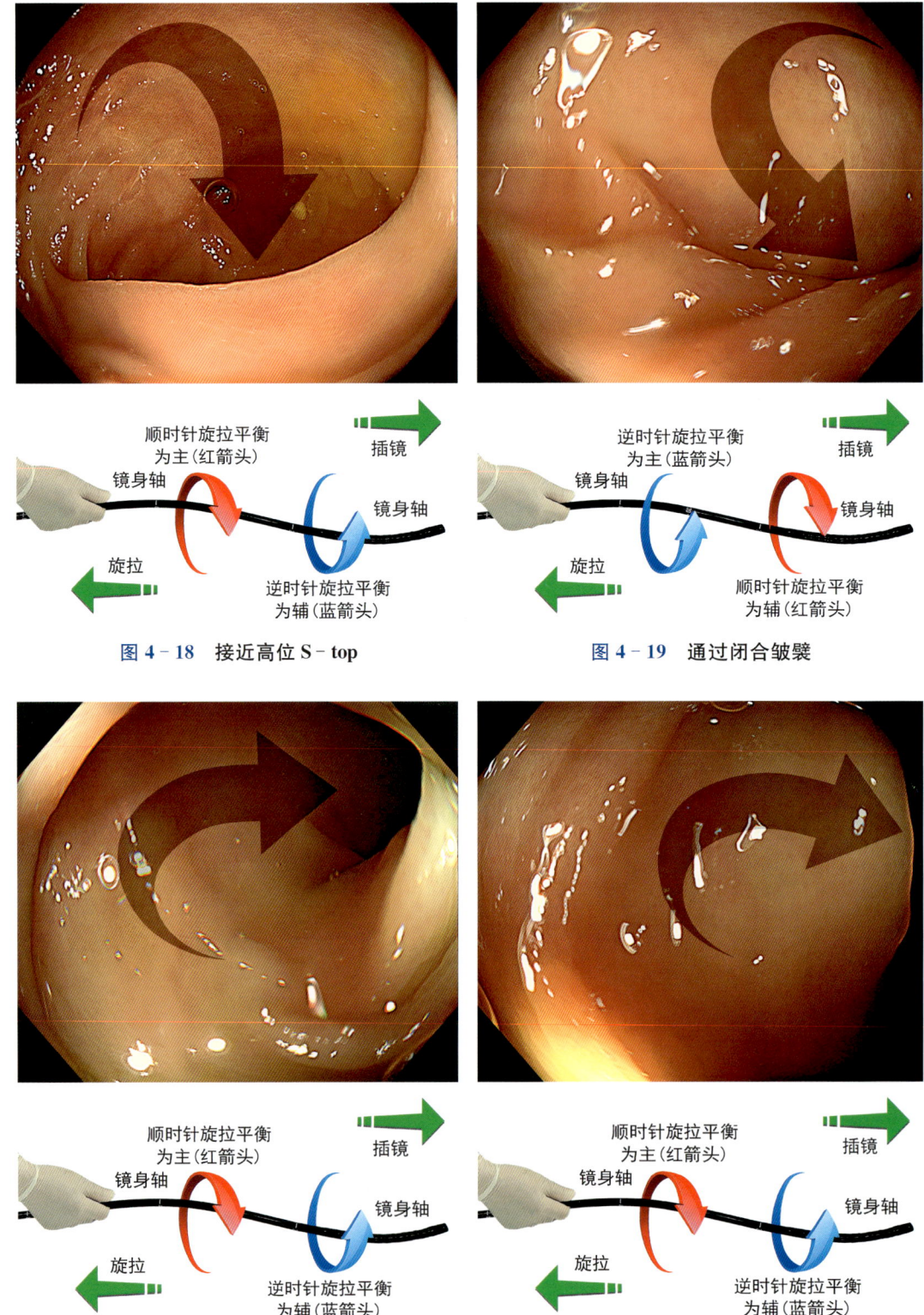

图 4-18 接近高位 S-top

图 4-19 通过闭合皱襞

图 4-20 调整至 3 点顺时针旋拉镜身轴

图 4-21 越过半月皱襞

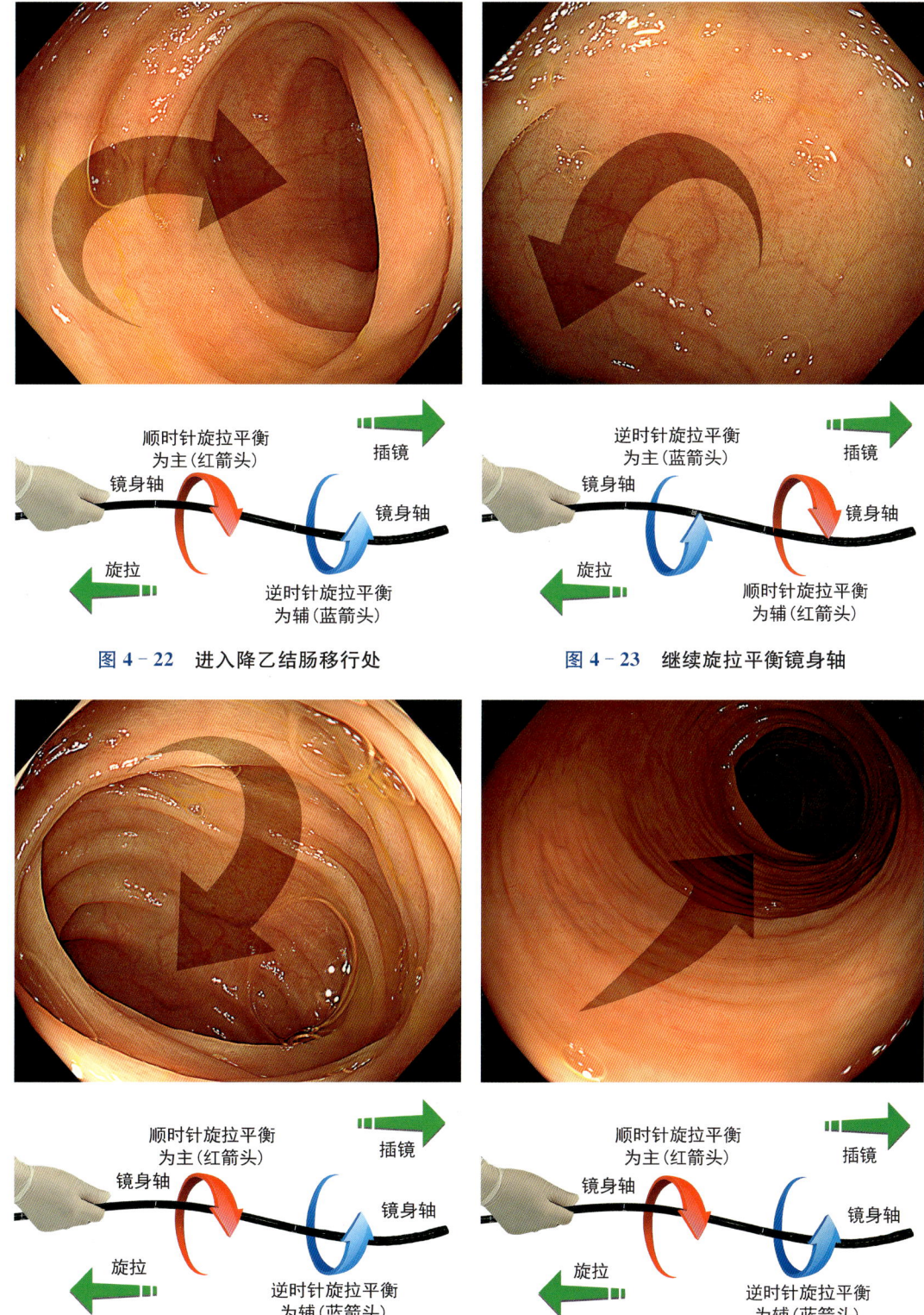

图 4-22　进入降乙结肠移行处

图 4-23　继续旋拉平衡镜身轴

图 4-24　结肠镜通过 SDJ 进入降结肠

图 4-25　结肠镜直接插至脾曲

如果取左侧卧位,镜身轴困难通过乙状结肠时,应及时由左侧卧位改变为仰卧位或右侧卧位,也许插镜变得比较容易。对多弯曲乙状结肠,镜身轴强行通过降乙结肠移行处(SDJ),一方面给被检者带来不必要的痛苦,另一方面易并发肠穿孔;按压腹部不仅没有效果,而且还会给被检者带来痛苦。操作者应选择边吸气边退镜至直肠,再次按基本方法进行操作;或者助手用手按压左下腹部,也许能获得成功。

(三) S-top 处理

1. 低位 S-top 距肛齿 20 cm 处形成低位 S-top 锐角,缺乏经验的操作者常选择循腔通过锐角,引起 RSJ 过度伸展,镜身轴偏离肠腔形成拐杖现象。插镜方法:① 取左侧卧位,结肠镜接近低位 S-top,选择顺时针和(或)逆时针旋拉平衡镜身轴和缩短半月皱襞之间的距离,避免镜身轴偏离肠腔。② 取仰卧位,防止低位 S-top 引起肠腔过度伸展,助手按压耻骨上腹壁,阻止弯曲肠腔直径由小变大,避免镜身轴偏离肠腔。

2. 高位 S-top 距肛齿 30~40 cm 处形成高位 S-top 锐角,如果继续注气,直接影响力由镜身轴传导到镜端、肠腔过度伸展和镜身轴偏离肠腔。困难插镜分类:① 多弯曲乙状结肠:乙状结肠被折叠弯曲排列在骨盆内,多见冗长乙状结肠。② 腹腔高位乙状结肠:冗长的乙状结肠横向皱襞不明显,容易延伸到横膈膜附近。

3. 多弯曲乙状结肠 ① 肠腔向左侧行走,选择顺时针旋拉平衡镜身轴为主,逆时针旋拉平衡镜身轴为辅,目的是纠正肠腔弯曲部分。② 缩短半月皱襞之间的距离,以逆时针旋拉平衡镜身轴为主,顺时针旋拉平衡镜身轴为辅,充分暴露肠腔的走向。③ 镜身轴通过弯曲肠腔时,以顺时针旋拉平衡镜身轴为主,逆时针旋拉平衡镜身轴为辅,缩短半月皱襞之间的距离。④ 旋直乙状结肠,不要急于插镜,耐心寻找插镜的最佳角度(图 4-26)。在操作过程中,尽量避免镜端触碰肠壁黏膜,如果反复刺激肠腔,容易引起肠痉挛,给插镜操作带来一定的困难。

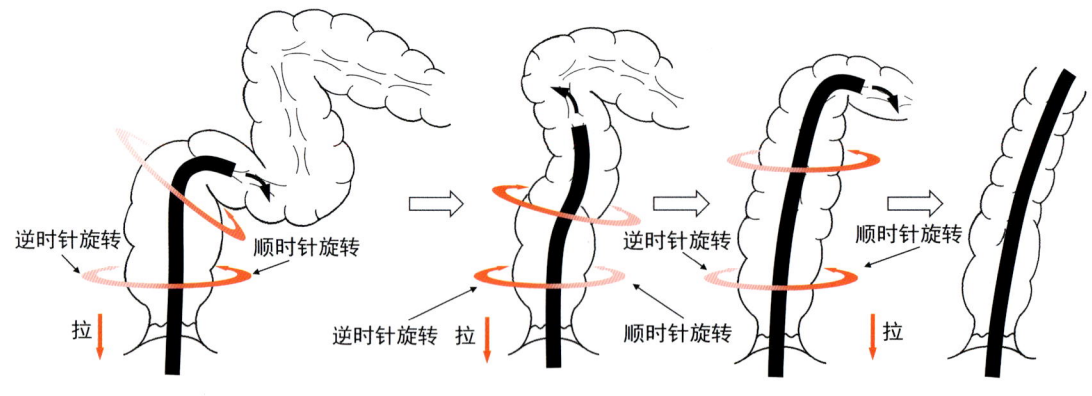

图 4-26　多弯曲乙状结肠

(四) 解袢处理

根据乙状结肠袢的形态特征进行解袢:① 镜身轴向左后形成 α 袢,应选择逆时针旋拉平衡镜身轴解袢。② 镜身轴向左前形成α袢,应选择顺时针旋拉平衡镜身轴解袢。③ 镜身轴自上而下或自下而上形成 N 袢,应选择顺时针和(或)逆时针组合旋拉平衡镜身轴解袢,但根据乙状结肠袢走向,随时调整旋拉方向。④ 腹腔高位乙状结肠:乙状结肠向上延伸至腹腔内高位 S-top 处形成拐杖现象,结肠镜景深与肠壁黏膜之间保持一定的距离,吸引多余气体。顺时针和(或)逆时针旋拉平衡镜身轴时,应注意不要过度牵拉,避免镜身轴与肠腔滑脱;取仰卧位时顺时针和(或)逆时针旋拉平衡镜身轴和缩短半月皱襞之间的距离,结肠镜顺利通过 SDJ(图 4-27)。

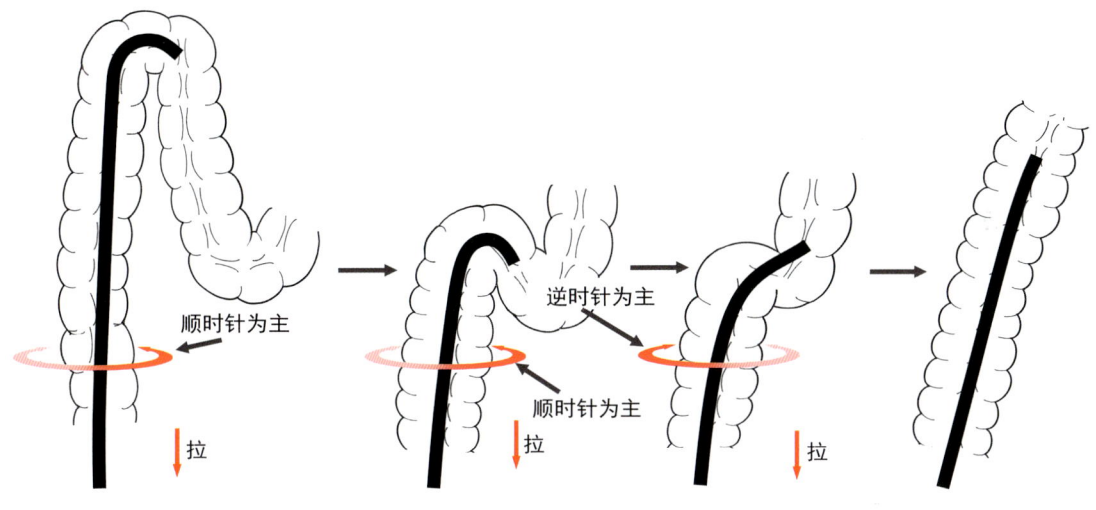

图 4-27 腹腔高位乙状结肠

1. **镜号的选择** ① 冗长乙状结肠,应选择粗径和长型结肠镜。② 腹部术后粘连伴低体质指数女性,应选择细径结肠镜。

2. **腹部手术者** 预计镜身轴通过降乙结肠移行处(SDJ)比较困难,最好由熟练的内镜医生全程负责操作。

3. **可变硬度应用** 不管是什么原因,镜身通过肠腔时引起被检者痛苦,应考虑使用镇静剂+镇痛剂或静脉麻醉。

4. **体位变换时机** 取左侧卧位插镜困难或发现腹部有手术瘢痕,建议左侧卧位变换至仰卧位或右侧卧位后插镜。

（五）复杂肠袢处理

1. **大直径肠袢的处理** ① 体位由左侧卧位转换至仰卧位,助手按压腹部,限制肠袢直径由小变大。② 选择顺时针和(或)逆时针组合旋拉平衡镜身轴,缩短半月皱襞之间的距离,将肠袢直径由大变小。③ 小直径肠袢贴近腹壁,助手按压腹部,并限制肠袢直径变大,在旋拉镜身轴变直的过程中,多半被检者没有疼痛感觉。

2. **复杂肠袢的处理** 大直径肠袢形成后,固定的 SDJ 容易形成锐角,结肠镜通过锐角比较困难。建议在非固定乙状结肠内进行解袢，使固定 SDJ 锐角变成钝角。乙状结肠解袢最好取仰卧位，脾曲解袢最好取右侧卧位，或取左侧卧位也能解袢。

3. **体位与气体分布**　根据肠腔气体重力作用，取仰卧位或右侧卧位，气体集中在镜端周围，便于吸引多余气体，提高结肠镜的操作性。如果肠腔气体较少，取左侧卧位也能完成结肠镜的操作，值得注意是多余气体压迫肠腔和腹腔会造成解袢障碍。

第三节　降乙结肠移行处操作

一、困难操作的原因

镜身轴困难通过降乙结肠移行处（SDJ）与乙状结肠冗长和严重肠粘连有关。① 多见于肥胖体型和慢性便秘等被检者，力集中在高位乙状结肠顶端（S-top）镜身轴周围，无法传导到镜端。② 继续插镜易引起非固定乙状结肠复杂弯曲和多个肠袢，肠腔过度伸展，导致镜身轴长度不够而通过 SDJ 困难。③ 腹部术后、子宫内膜异位症和大肠憩室炎等引起乙状结肠与周围肠腔和腹膜之间严重粘连，即使助手按压腹部，镜身轴通过粘连处也非常困难。④ 如果强行通过粘连处，不仅造成肠腔角度由钝角变成锐角，而且镜身轴引起黏膜损伤和出血，以及粘连处撕裂，导致浆膜侧炎症。

二、选择操作方法

插镜方法：① 对冗长乙状结肠应选择粗径和长型（1 600 mm）结肠镜，避免细径结肠镜引起肠腔弯曲和肠袢形成，但对重度肠粘连的被检者，首选细径或极细径结肠镜。② 预计镜身轴通过 SDJ 困难的被检者，最好开始由熟练者来完成操作。③ 在插镜过程中被检者难以耐受疼痛，不管什么原因，应选择镇痛＋镇静剂、针药麻醉和静脉麻醉等。④ 严格控制操作时的注气量，不断顺时针和（或）逆时针旋拉平衡镜身轴和缩短半月皱襞之间的距离。⑤ 减少肠腔弯曲和肠袢形成，助手及时腹部按压和体位变换，肠袢直径由大变小。⑥ 如果镜身轴通过 SDJ 仍非常困难，在镜身轴表面涂布凝胶状润滑剂，减少镜身轴与肠壁黏膜之间的摩擦力，或者退镜至直肠，再次边旋拉平衡镜身轴边吸气操作，可能会奏效。⑦ 选择被动弯曲设计的细径或极细径结肠镜端部置镜端帽，可以有效地避免低位和高位（S-top）形成拐杖现象，镜身轴通过 SDJ 比较顺利。⑧ 带气囊套管辅助内镜（BAE）容易通过 SDJ，特别选择单气囊辅助内镜，利用气囊边缩短半月皱襞之间的距离边插镜，有效地控制肠粘连所引起的肠腔弯曲，多数能通过 SDJ。

第四节 脾曲至横结肠操作

一、困难操作的原因

镜身轴通过非固定乙状结肠并进入降结肠,多数情况下镜端可以顺利到达脾曲。如果力集中在镜身轴周围,无法将力传导到镜端,进镜时出现反常运动,多见脾曲形成拐杖现象。结肠镜无法通过脾曲的原因:① 结肠镜端部通过脾曲处呈锐角弯曲,引起横膈膜过度伸展,并形成拐杖现象。② 镜身轴通过非固定乙状结肠弯曲处,力集中在镜身轴周围而无法传导到镜端。

二、选择操作方法

方法如下:① 结肠镜操作性差或镜身轴通过脾曲弯曲处不顺畅,或许乙状结肠已形成肠袢。② 镜身轴通过脾曲弯曲处,尽管力由镜身轴传导到镜端,但越是进镜越是远离横结肠,与横膈膜向左上腹过度伸展,并形成拐杖现象,被检者感到左上腹部至左胸部疼痛。③ 镜身轴通过弯曲的乙状结肠时,力无法从镜身轴传导到镜端,镜身中间有弯曲感,继续插镜被检者感下腹部脐周疼痛。④ 可变硬度结肠镜能调整镜身轴的硬度,目的是提高力由镜身传递到镜端。⑤ 脾曲出现拐杖现象,嘱被检者深吸气,助手用手在左侧肋骨往下压横膈膜,使脾曲角度由锐角变成钝角,协助镜身轴通过横结肠。⑥ 利用右侧卧位的重力,脾曲向右侧移动,使弯曲变为平缓,镜身轴容易通过脾曲。

(一) 脾曲拐杖现象

正常情况下肛齿距脾曲长度约 40 cm,自由进镜、退镜、旋拉和平衡是判断缩短半月皱襞的标准。如果结肠镜进入横结肠出现反常运动,说明脾曲形成拐杖现象(图 4-28);如果力传导集中于镜身轴周围而难以传导到镜端,施力插镜使镜身轴勉强通过乙状结肠会引起肠腔过度伸展,并引起被检者左下腹疼痛,说明非固定乙状结肠形成 N 袢(图 4-29)。处理方法:① 顺时针和(或)逆时针旋拉平衡非固定乙状结肠镜身轴,缩短半月皱襞之间的距离,脾曲由锐角变为钝角。② 改变被检者的体位,由仰卧位变换至右侧卧位,尽量使气体移向脾曲、降乙结肠移行处(SDJ)。③ 助手的双手分别按压腹部高位 S-top 和 SDJ,避免乙状结肠 N 袢形成。

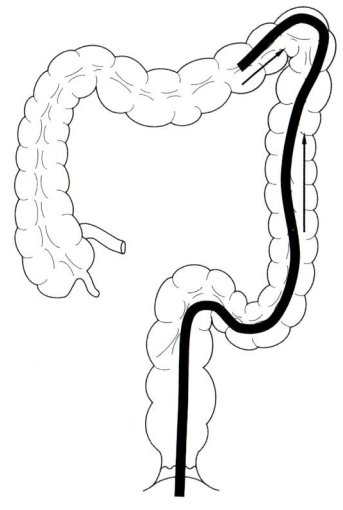

图 4-28 脾曲拐杖现象

通过脾曲的条件：① 镜身轴在肠腔内处于自由状态,脾曲由锐角转变为钝角（图4-30）。② 取仰卧位,嘱被检者深吸气后停止呼吸,目的是利用降低膈肌压下横膈膜（图4-31）。③ 腹部按压接近横结肠或在左季肋部处往下移位。④ 及时纠正拐杖现象。⑤ 取右侧卧位,结肠镜接近脾曲时吸引降结肠气体,使 SDJ 由锐角转变成钝角,力由镜身轴传导到镜端,调节镜身轴硬度,也许能有效地预防非固定乙状结肠再次形成肠袢（图4-32）。

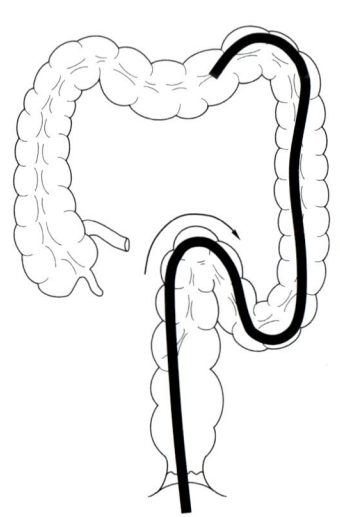

图4-29 再次肠袢形成

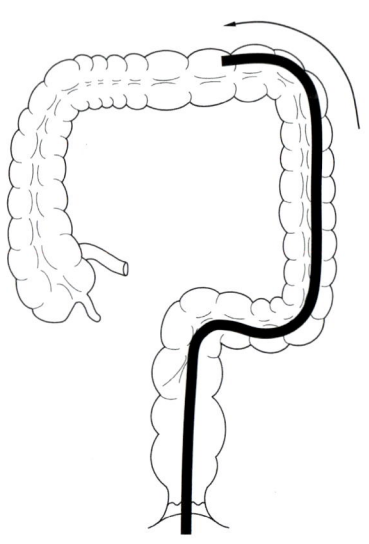

图4-30 脾曲弯曲钝角

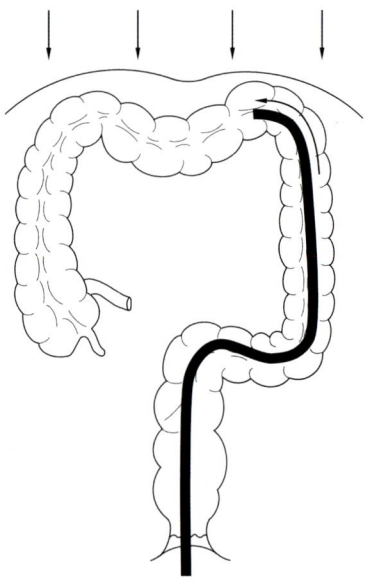

图4-31 深吸气横膈膜下降

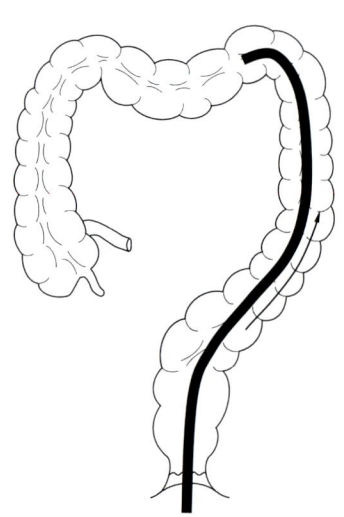

图4-32 防止再次肠袢形成

第五节　横结肠操作

一、困难操作的原因

镜身轴通过横结肠时,尽量吸引多余气体,缩短脾曲弯曲距离后抵达横结肠中段。在横结肠中段再次吸引多余气体,顺时针和(或)逆时针旋拉平衡镜身轴,尽量缩短半月皱襞之间的距离。如果接近肝曲时出现反常运动,说明横结肠中段下垂所致;如果利用吸引多余气体、嘱被检者深呼吸和旋拉平衡镜身轴,插镜时出现同向运动,说明横结肠中段下垂已被纠正。

(一) 冗长横结肠

由于冗长的横结肠常引起中段呈"V"形下垂,如果继续通过横结肠中段会给被检者带来一定的痛苦,结肠镜接近肝曲时出现反常运动;如果力集中在镜身轴周围,无法传导到镜端,乙状结肠镜身轴向上腹腔呈驼背状伸展,并形成肠袢。

(二) 横结肠α袢

多见于腹壁较厚的被检者,一旦形成横结肠α袢,解袢比较困难。横结肠α袢分为:① 腹侧α袢(图4-33):镜身轴走向由横结肠腹侧缘转向背侧缘。② 背侧α袢(图4-34):镜身轴走向由横结肠背侧缘转向腹侧缘。

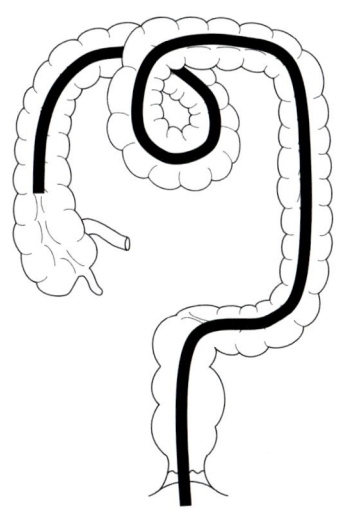
图 4-33　横结肠腹侧α肠袢

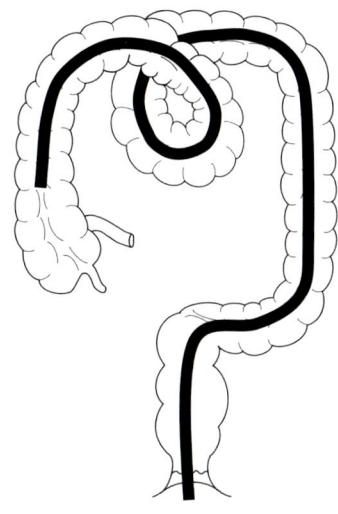
图 4-34　横结肠背侧α肠袢

(三) 横结肠γ袢

横结肠容易形成γ袢,经常带袢插至回盲部。如果难以到达盲肠,建议中途及时更换长型结肠镜。置镜端帽的目的是与肠壁黏膜之间在旋拉平衡过程中产生摩擦力,缩短半月皱襞之间的距离,其效果明显优于钩拉法。如果在冗长的横结肠注入大量气体,容易引起肠腔过度伸展,并形成γ袢。

二、选择操作方法

选择 1.6 m 长的结肠镜,置镜端帽增加结肠镜与肠壁黏膜之间的摩擦力。通过横结肠α袢时,应顺时针和(或)逆时针旋拉平衡镜身轴,缩短半月皱襞之间的距离,改变体位或助手按压腹部并限制肠袢直径,也许是一种比较理想的处理方法(图4-35)。如果横结肠出现双α袢,解袢成功率极小。解除横结肠α袢的方法:① 对经验不足的操作者,解除横结肠α袢是最难掌控的操作技巧。② 取仰卧位,吸引肠腔多余气体,镜身轴通过横结肠腹侧或背侧α肠袢后,助手用双手辅助托起镜身轴袢,或右手托起肠袢下缘和左手按压肠袢上缘,不断缩小肠袢直径。③ 操作者的左手控制角钮,协助右手顺时针和(或)逆时针旋拉平衡镜身轴。

横结肠α袢与乙状结肠α袢之间比较,横结肠走向较简单,很少形成复杂肠袢。但有时插镜通过横结肠非常困难,可能与解除复杂肠袢有关。最重要的是确认柔性镜身轴是否偏离肠腔,以及结肠镜在肠腔内是否处于自由状态非常重要。结肠镜进入横结肠后,充分吸引肛侧缘肠腔内的多余气体,利用深吸气、助手按压腹部、调节镜身硬度和及时变换体位等方法,避免肠腔过度伸展,不断顺时针和(或)逆时针旋拉平衡缩镜身轴和缩短半月皱襞之间的距离。

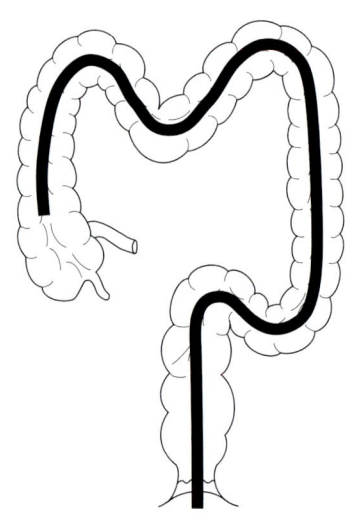

图4-35 横结肠解袢后

第六节 肝曲至升结肠操作

一、困难操作的原因

镜身轴无法通过肝曲的原因:① 非固定乙状结肠再次形成肠袢,引起结肠镜长度不够,全部镜身轴插入仍未抵达肝曲,多半与肥胖体型有关。② 确定非固定乙状结肠未形成肠袢,预计镜身轴在横结肠内扭曲。③ 既往有上腹部手术史,肝曲术后粘连,导致横结肠操作困难。④ 镜身轴通过"V"形下垂横结肠中段,结肠镜接近肝曲附近仍未找到肝曲走向,可能与冗长横结肠有关。

二、选择操作方法

插镜方法：① 结肠镜通过脾曲时，旋拉平衡镜身轴，力由镜身传导到镜端，防止脾曲形成拐杖现象（图4-36）。② 镜身轴通过横结肠中段，顺时针和（或）逆时针旋拉平衡镜身轴，使镜身轴在肠腔内处于自由状态（图4-37）。③ 镜身轴通过横结肠中段下垂时，将镜端角度调整到12点方向，顺时针和（或）逆时针旋拉平衡镜身轴，吸引横结肠内多余气体，抬高横结肠中段下垂状态（图4-38），或者嘱助手将下垂镜身轴向上腹部按压。④ 结肠镜通过横结肠并接近肝曲，镜端角度再次调整到12点作为旋拉平衡的起点，逐渐接近肝曲（图4-39）。⑤ 顺时针和（或）逆时针旋拉平衡镜身，缩短半月皱襞之间的距离，镜身轴呈背弓状弯曲通过肝曲，并进入升结肠（图4-40）。⑥ 最后镜身呈椭圆状弯曲抵达回盲部（图4-41）。

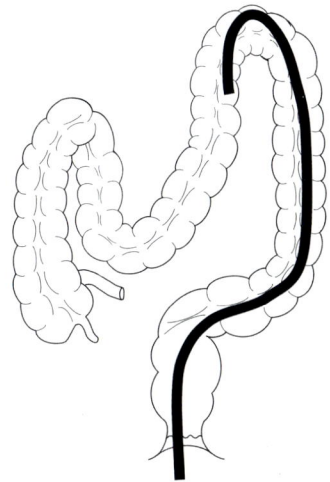

图4-36 镜端插入脾曲

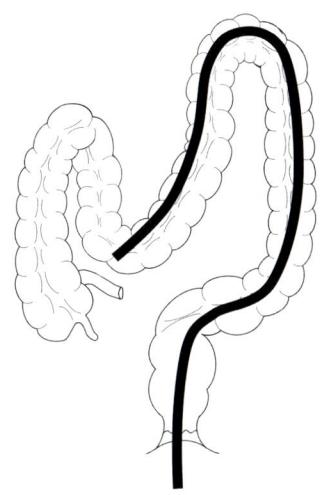

图4-37 镜身插入横结肠中段

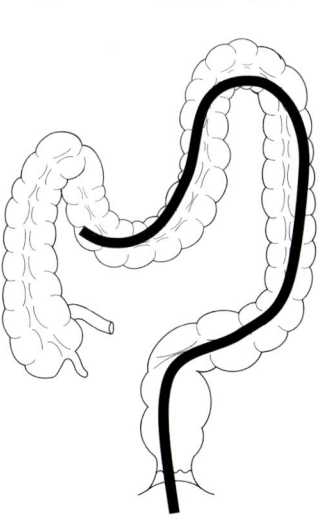

图4-38 横结肠下垂弯曲处

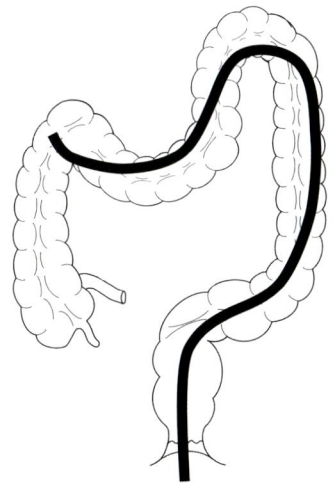

图4-39 镜端接近肝曲

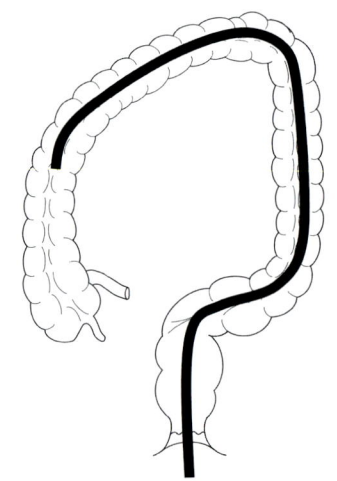 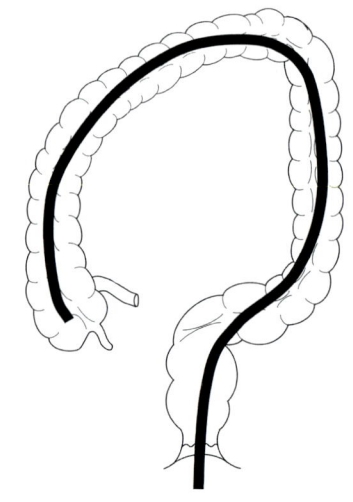

图 4-40 镜身轴呈背弓状接近肝曲　　图 4-41 镜身轴呈椭圆状抵达回盲部

(一) 镜身偏移

困难插镜:① 镜身轴通过脾曲未及时解除 α 袢,力集中在脾曲镜身轴的周围,难以传导到镜端,抵达回盲部非常困难,无法全面观察阑尾开口、回盲瓣(正面或口侧缘)和回肠末端等(图 4-42)。② 解除脾曲 α 袢不彻底,镜身轴通过脾曲呈锐角弯曲,力集中在脾曲镜身轴的周围,难以传导到镜端,即使选择变换体位、嘱深呼吸和按压腹部等辅助手法,即使结肠镜已抵达回盲部,也无法观察全貌(图 4-43)。③ 选择顺时针和(或)逆时针旋拉平衡镜身轴,将复杂形态恢复到简单,有助于结肠镜抵达回盲部观察到全貌(图 4-44)。④ 镜身轴操作时长度不够,与细径结肠镜在横结肠肝曲或升结肠形成 α 袢有关(图 4-45),解除 α 袢非常困难,选择顺时针和(或)逆时针旋拉平衡镜身轴,缩短半月皱襞之间的距离,及时更换长型结肠镜或气囊辅助内镜(BAE)。

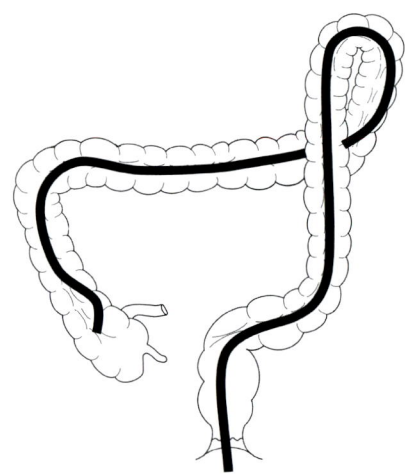 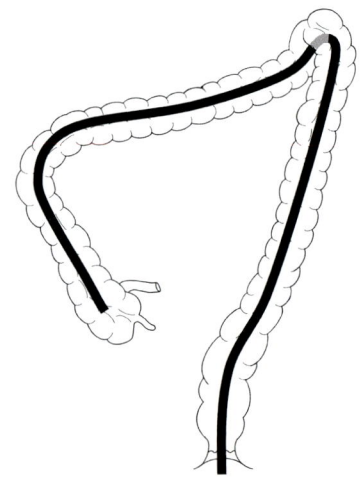

图 4-42 镜端抵达升结肠,脾曲镜身 α 袢形成　　图 4-43 体位变换和吸引深部气体抵达盲肠,但观察回盲部仍很困难

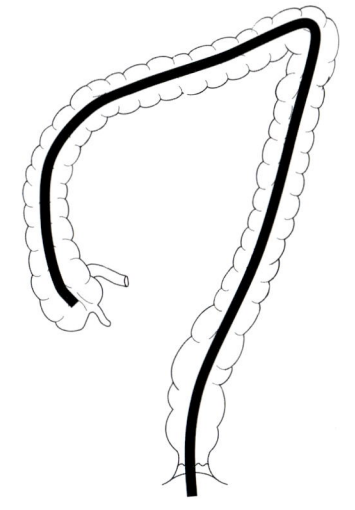

图 4-44 旋拉柔性软轴镜身,观察回盲部全貌得到改善

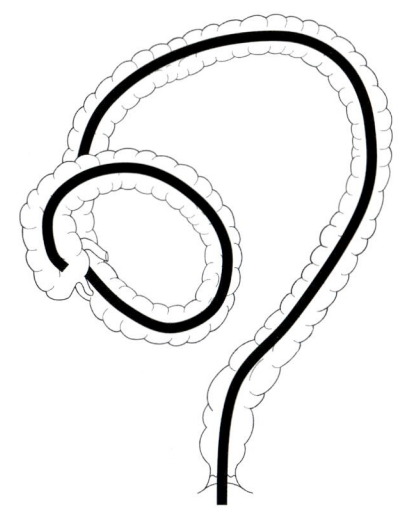

图 4-45 右侧镜身肠袢形成

(二) 肥胖体型

肥胖体型的被检者易形成肠袢。小于 70 岁被检者的腹部具有一定弹性,可以选择 1.3 m 的中型结肠镜,以吸引肠腔内多余气体、旋拉平衡镜身轴和缩短半月皱襞之间的距离为主;大于 70 岁被检者的腹部松软无弹性,应选择 1.6 m 的长型结肠镜,以吸引肠腔内多余气体、旋拉平衡镜身、缩短半月皱襞之间的距离和助手按压腹部为主。在助手压迫腹部的基础上,不断变换体位,利用肠腔重力提高助手腹部按压效果。

(三) 解除脾曲 α 肠袢

解除脾曲 α 肠袢后,肠腔的曲率半径由小变大,曲率由大变小。力由镜身传导到镜端并通过肝曲。如果镜身轴偏离肠腔,力集中在镜身轴周围,无法传导到镜端,脾曲再次形成 α 肠袢,肠腔的曲率半径由大变小,曲率由小变大。为了防止脾曲 α 肠袢再次形成,顺时针和(或)逆时针旋拉平衡镜身轴,缩短半月皱襞之间的距离,镜身轴在自由状态下通过脾曲,可能是预防脾曲 α 肠袢再次形成的有效方法。

(四) 缩短肝曲前结肠

距肛缘 60~70 cm 处旋拉平衡镜身轴、缩短半月皱襞之间的距离、力由镜身轴传导到镜端和镜身轴在肠腔内处于自由状态,称肝曲前镜身轴旋拉平衡缩短标准。被检者取左侧卧位是最佳的体位,也是结肠镜抵达肝曲的常用模式;如果不能缩短横结肠,以"M"形态也能到达肝曲;如果结肠镜抵达升结肠时,难以插入回盲部,取右侧卧位或仰卧位,也许会获得更好的效果。

(五) 镜身轴通过肝曲

在肝曲操作空间内,边吸引气体边顺时针旋拉平衡镜身轴和缩短半月皱襞距离通过肝曲,并进入升结肠。通过肝曲困难的镜身轴,可以尝试以下几种方法:① 嘱被检者深吸气,肝曲与横膈膜同时下垂,镜身轴通过肝曲进入升结肠。② 嘱助手用左手斜向右季肋部按压(脐部向右季肋部按压最有效,但被检者可能出现个体差异),用右手防止横结肠下垂,镜身轴通过肝曲进入升结肠。③ 如果插镜效果不明显,或肝曲没有足够操作空间,由仰卧位变换为左侧卧位,使横结肠气体集中在肝曲,再次吸引多余气体,多半镜身轴容易通过肝曲进入升结肠。④ 偶尔取右侧卧位也奏效,随气体移位后,弯曲肠腔被旋拉平衡镜身轴后反而容易进镜。

第七节 回肠末端操作

一、困难操作的原因

结肠镜通过回盲瓣困难的原因:① 结肠镜进入升结肠而难以抵达回盲部的相关因素。② 与回盲瓣形态和位置等解剖因素有关。③ 多数与回盲瓣明显隆起、盲肠向内偏移,以及回盲瓣开口难以辨认等有关。

二、选择操作方法

根据回盲瓣的解剖形态和位置不同,操作手法需要随之改变。回盲瓣开口朝向肛侧缘称向下型(图 4-46),回盲瓣开口朝向阑尾开口称向上型(图 4-47),向上型与向下型之间称中间型。除取仰卧位结肠镜操作回盲瓣外,体位也许会简化结肠镜操作回盲瓣。操作顺序为向上型、中间型和向下型。① 向上型(图 4-48):在回盲瓣前端肛侧缘缓慢向回盲瓣推移,回盲瓣处观察回肠末端后进镜。② 向下型:镜端靠近阑尾开口,缓慢向肛侧缘退镜移至回盲瓣,靠近回盲瓣时自然滑入回肠末端。③ 中间型(图 4-49):结肠镜与

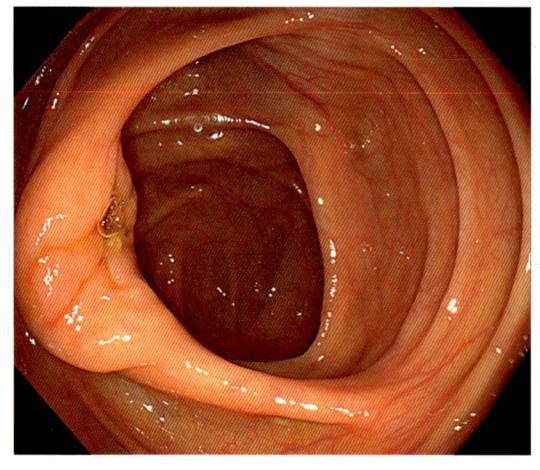

图 4-46 向下型

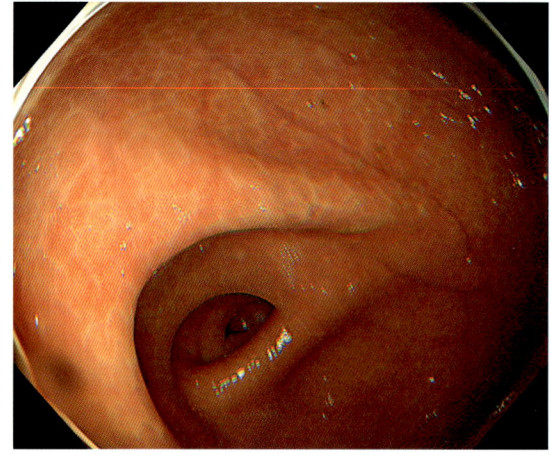

图 4-47 阑尾开口

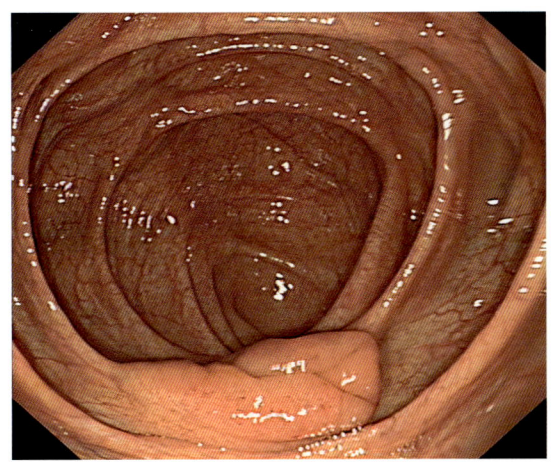
图 4-48　向上型

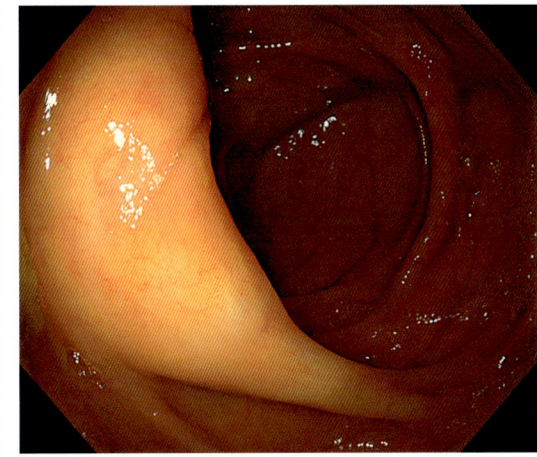
图 4-49　中间型

回盲瓣之间的位置处于同一水平，利用结肠镜的左上角经回盲瓣插入回肠末端。回盲瓣插入时调节肠腔气体量非常重要，如果在肠腔内注入大量气体，盲肠过度伸展状态下，结肠镜进入回肠末端会变得非常困难。调节肠道气体量和变换体位，有助于镜端插入回肠末端。

确认回盲瓣开口：肠镜先端部接近回盲瓣开口侧缘，稍调整先端部角度，逆时针平行缓慢退镜，见到回盲瓣开口即恢复角度，确认回肠内腔插入。非确认回盲瓣开口：先确认回盲瓣位置，结肠镜向上调整到左侧回盲瓣水平位置，退镜时轻柔按压回盲瓣下唇，边送气边调整角度，确认回肠内腔时插入，回肠末端黏膜呈绒毛结构。操作方法：① 难以插入回盲瓣的原因较多，评估回盲瓣状况非常重要。② 如果直视插入回盲瓣有困难，可以尝试吸引肠腔内多余气体、被检者深呼气或变换体位。③ 镜端插入回盲瓣，边旋拉边向回盲瓣左侧进镜，结肠镜翻越回盲瓣进入回肠末端。④ 如果左右角度难以插镜，利用左扭矩向上角度旋入回盲瓣。⑤ 结肠镜进入回肠末端后，为了确保力由镜身轴传导到镜端，回肠末端角度由锐角转变为钝角。

第五章

操作水平的评估

上消化道（食管、胃和十二指肠）解剖结构相对固定，操作线路比较单一，个体差异较小，学习操作技巧比较容易。评估掌握内镜操作技巧，结肠镜明显难于胃镜，其中非固定乙状结肠和横结肠的操作技巧比较复杂，没有准确的评估标准，导致评估初学者所掌握操作技术的标准比较混乱。唯有观察被检者的疼痛程度、助手按压被检者腹部次数和操作时间等作为评估操作技能的参数，以及初学者不断接受带教老师的指导，学员之间经常组织讨论会来提高操作技巧。

（一）评估操作技巧

评估操作技巧：① 非无痛状态下，评估操作所需时间、疼痛程度、体质指数（BMI）、变换体位时机、准确按压腹部和学员之间自我评价操作技巧等。② 无痛状态下，评估操作所需时间、肠腔牵拉程度（心率改变）、BMI、变换体位时机、准确按压腹部和学员之间自我评价操作技巧等。非无痛状态下参照视觉模拟评分法（VAS）评估疼痛程度。

（二）反馈操作技能

在没有结肠镜练习模型的条件下，可以在带教老师的陪同下进行操作和评估，记录操作时间、按压腹部次数，使镜身轴通过直肠腔或弯曲肠腔；初学者在结肠镜练习模型中反复操练后缩短操作时间，但无法正确理解肠襻形成给被检者在操作过程中所带来的痛苦。

（三）评估操作技能

适合评估非固定乙状结肠和横结肠插镜技巧，包括顺时针和（或）逆时针旋拉平衡镜身轴，缩短半月皱襞之间的距离，减少或增加镜身轴与肠壁黏膜之间的摩擦力，以及解除不同形态肠襻等。判断内镜医生的操作水平，切忌片面追求操作时间。在非无痛肠镜操作状态下，应在客观和综合评估被检者的视觉模拟评分（VAS）（参照第二章第七节清醒肠镜操作）、助手按压腹部次数、结肠镜抵达盲肠成功率、肠腔暴露满意度等前提下，再考虑结肠镜的操作时间。

1. **初学水平** 未建立"柔性轴平衡缩短法"基本概念，操作技能仅停留在循腔进镜水平，容易在低位或高位乙状结肠顶端（S-top）形成拐杖现象，为初级阶段（又称初级水平）。

2. **中级水平** 逐渐建立"柔性轴平衡缩短法"基本概念，操作技能停留在非连贯性旋拉平衡缩短阶段，未形成减少或增加镜身轴与肠壁黏膜之间摩擦力的概念，未领悟镜身轴在肠腔内的三维空间概念，镜身轴通过非固定乙状结肠或降乙结肠移行处（SDJ）容易形成形态各异的肠襻（如 α 襻或 N 襻等），按压腹部次数明显增多，操作技能停留在简单解除肠襻和处理低位或高位 S-top 形成拐杖现象，为中级阶段（又称中级水平）。

3. **高级水平** 建立和应用"柔性轴平衡缩短法"基本概念，操作技能进入保持连贯性旋拉平衡缩短阶段，理解减少或增加镜身轴与肠壁黏膜之间摩擦力的概念，领悟镜身轴在肠腔内的三维空间概念，降低镜身轴通过非固定结肠（乙状结肠或横结肠）或降乙结肠移行处（SDJ）形成形态各异的肠襻，按压腹部次数明显减少，甚至无需按压腹部。另外，借助辅助设施（如镜端帽和附送水装置等）增加或减少镜身轴与肠壁之间的摩擦力，处理低

BMI、高BMI、肥胖（皮下脂肪和内脏脂肪），以及冗长结肠症等；利用内镜设备（如细径结肠镜、粗径结肠镜、镜端帽或气囊套管辅助内镜等）合理处置腹部术后肠粘连等，为高级阶段（又称高级水平）。

第一节　初级操作

一、操作水平

未建立旋拉平衡镜身轴和缩短结肠半月皱襞的基本概念，称初学者或初级单人操作者。评估初学者的操作水平：① 无法预测结肠镜在肠腔内的位置，镜身轴容易偏离肠腔。② 未形成旋拉平衡镜身轴和短缩结肠半月皱襞的基本概念，操作技能停留在循腔进镜阶段，被检者因难以耐受疼痛而被迫终止检查或改为无痛肠镜检查。③ 过度旋拉肠腔。④ 镜身轴处于只旋不拉或只拉不旋状态，容易形成肠袢，力集中在镜身轴周围，无法传导到镜端。⑤ 机械触碰肠黏膜引起蠕动亢进，盲目循腔进镜易损伤肠黏膜，重者引起穿孔。⑥ 无法有效地控制肠腔内注气和吸气量，引起被检者腹胀和肠痉挛等症状。⑦ 盲肠插镜成功率不稳定，依靠助手增加按压腹部次数来完成操作（按压次数大于90%），结肠镜抵达盲肠成功率低于60%。⑧ 过度刺激肠壁引起蠕动加快，减少观察肠黏膜面积（小于50%），延长操作时间。

二、培训内容

（一）双手协调问题

初学者在学习过程中，经常遇到左手与右手之间不协调的问题。① 右手持握镜身轴旋拉平衡时，无法控制景深与肠黏膜之间的距离，原因与操作者双手之间缺乏协调性有关。② 过度依赖右手旋拉镜身轴，长时间单用右手旋拉镜身轴容易引起疲劳，如果不断更换持握镜身轴姿势，容易引起镜身轴偏离肠腔。③ 初学者旋拉镜身轴的注意点集中在右手，处于只旋不拉或只拉不旋的踌躇不前状态，影响力由镜身向镜端传导。④ 左手持握操纵部的角钮并协调右手持握镜身轴旋拉和平衡，经常出现"顾得上左手，忘了右手，或者顾得上右手，忘了左手"。

（二）体位变换时机

初学者还未掌握镜身轴旋拉平衡和缩短半月皱襞的基本概念前，未能理解和掌握被检者受肠腔自身重力和气体移动等对插镜的影响。比如，① 左侧卧位：乙状结肠、降结肠和横结肠弯曲处气体向左侧腹部移动，改变非固定乙状结肠和横结肠的行走方向，直乙结肠移行处（RSJ）、降乙结肠移行处（SDJ）和脾曲由锐角转变为钝角。② 仰卧位：肠腔气体向升结肠、横结肠、乙状结肠（肛侧缘）和直肠移动，改变乙状结肠顶端（S-top）角度，乙状结肠由锐角转变成钝角,降低插镜难度。③ 右侧卧位:肠腔气体向脾曲和 SDJ 移动,由锐角转变为钝角,便于镜身轴通过脾曲。

(三)腹部按压部位

取仰卧位便于助手按压腹部,防止肠腔过度伸展。① 乙状结肠:按压镜身轴在肠腔由乙状结肠右侧向耻骨左侧,防止乙状结肠顶端(S-top)形成拐杖现象;按压镜身轴从右腹部向左侧,阻止乙状结肠过度伸展;按压镜身轴在肠腔内由左腹部向右侧腹部,防止降乙结肠移行处(SDJ)形成锐角。② 脾曲:按压右侧腹部向左侧腹部,防止镜身轴弯曲弧度变大。③ 横结肠至肝曲:横结肠中段下垂和乙状结肠向腹部呈背弓状弯曲,脐向剑突按压防止横结肠过度下垂,脐向左下腹按压,防止乙状结肠袢形成。

(四)控制注气吸气

缺乏经验的初学者为了寻腔不断注气,导致肠腔弯曲部变狭,影响镜身轴通过弯曲部位。① 过多注气导致肠腔由钝角转变为锐角、局部肠腔痉挛和插镜困难。② 过多注气使肠腔过度伸展,难以平衡镜身轴和缩短结肠半月皱襞。③ 过度吸气容易触碰和刺激肠壁黏膜,引起肠蠕动亢进。④ 过多注气引起乙状结肠背弓样抬起和横结肠下垂,不适当旋拉可能会引起肠系膜损伤,加剧被检者的痛苦。

(五)上级医生接替时机

单人操作遇到插镜困难时,及时由上级医师接替,领悟操作技巧。初学者应学会放弃,何尝不是另一种获取提高操作技巧的方法。上级医师接替时机:① 操作时间超过 10 分钟,上级医师应及时判断初学者是继续操作还是终止操作。② 上级医师根据被检者的疼痛程度,被检者一旦出现难以耐受的疼痛或低血糖症状,果断接替初学者操作或是终止操作。③ 镜身长度不够或阻力加大,说明镜身轴已形成肠袢,应由上级医师及时解除肠袢。④ 如果出现反向运动,可能与肠腔过度伸展或肠袢形成有关。⑤ 如果器械过度刺激肠壁黏膜,易引起肠腔痉挛和蠕动增加,导致视野模糊,难以判断肠腔行走方向,过度注气循腔,可能会增加操作难度。⑥ 术前有焦躁不安,术中症状更突出,结肠镜即交上级医师处理。

第二节 中级操作

一、操作水平

初步建立旋拉平衡镜身轴和缩短结肠半月皱襞的基本概念,称中级单人操作者。评估中级操作水平:① 预测镜身轴在肠腔的位置,较顺利地完成结肠镜操作。② 掌握镜身轴旋拉平衡和肠腔缩短的操作方法。③ 变换体位和按压腹部解除 α 袢或 N 袢等,处理低位和高位乙状结肠顶端(S-top)形成拐杖现象。④ 力由镜身轴传导到镜端并通过降乙结肠移行处(SDJ)和脾曲。⑤ 降低肠袢形成率,助手腹部按压次数由 90% 下降至 60%。

⑥ 有效预防镜身轴偏离肠腔,结肠镜抵达盲肠成功率由60%上升至90%。⑦ 减少刺激肠壁次数,观察肠黏膜面积(50%～80%),缩短操作时间。

二、培训内容

(一) 纠正技术变形

掌握对非疑难被检者旋拉平衡镜身轴和缩短结肠半月皱襞操作技术。但诸多的中级操作者把培训的注意点集中在结肠镜操作时间,忽视旋拉平衡镜身轴和缩短结肠半月皱襞的操作规范,导致操作技术变形。遇到多处弯曲肠腔时,对旋拉平衡镜身轴和缩短结肠半月皱襞操作技术失去耐心,中级单人操作者已养成"走捷径"的坏习惯,特别在非固定肠腔处引起肠腔过度伸展和肠袢形成,不仅给被检者带来痛苦,而且浪费了许多操作时间。"欲速则不达",仅仅为了速度而选择不恰当的捷径,可能会带来一些负面的结果,甚至陷入困境。如:① 乙状结肠较短,肠腔行走方向较为简单,镜身轴不易偏离肠腔,通过SDJ时,结肠镜可以在短时间内抵达盲肠。② 乙状结肠较长或腹部术后粘连,肠腔行走方向较为复杂,镜身轴容易偏离肠腔,通过SDJ、RSJ和S-top后容易形成左前、后α袢和右前、后α袢,需要花费较长时间解袢后抵达盲肠。③ "走捷径"可能会帮助操作者快速达到目标,但最终很有可能会导致走上一条不符合长远发展的弯路。

(二) 辨认镜身部位

较短的乙状结肠辨认肠腔行走方向比较容易,但较长的乙状结肠辨认肠腔行走方向比较困难。对缺乏经验的操作者来说,有时将较长的乙状结肠误认为是降结肠。结肠镜通过较长的乙状结肠时,过度伸展肠腔,引起难以辨认肠腔走向。选择旋拉平衡镜身轴和缩短结肠半月皱襞操作技术是辨认肠腔走向的最好方法;如果旋拉镜身轴引起肠腔变狭,说明肠腔走向不正确;如果旋拉镜身轴引起肠腔变宽,说明肠腔走向正确。

(三) 预测行走方向

1. 预测肠腔走向　遇到无法辨认肠腔走向时,借助镜端帽旋拉镜身轴,增加黏膜皱襞和无名沟处肠壁黏膜的摩擦力。顺时针和(或)逆时针旋拉平衡能预防镜身轴偏离肠腔,切忌单向旋拉镜身轴。顺时针旋拉解袢适合解除乙状结肠逆腹侧α袢和背侧α袢;逆时针旋拉解袢适合解除乙状结肠逆背侧α袢和腹侧α袢。

2. 注气影响操作　弯曲肠腔可引起结肠镜操作困难,过量注气寻找肠腔走向,易引起非固定肠腔过度伸展、蠕动增加、肠腔痉挛、狭窄扭曲和操作困难。

3. 拐杖现象形成　① 一味追求结肠镜通过弯曲直乙结肠移行处(RSJ),低位乙状结肠顶端(S-top)形成拐杖现象。② 忽视解剖位置,过度注气,肠腔过度伸展,高位乙状结肠顶端(S-top)形成拐杖现象。

4. 如何解除肠袢　乙状结肠袢分为:① 简单肠袢:肠袢直径较小,镜身轴容易通过简单肠袢,不造成肠腔过多负担,容易解袢。② 复杂肠袢:肠袢直径较大,镜身难以通过复杂肠袢,解袢较为困难。为达到肠袢由复杂变为简单,应了解肠腔立体结构、结肠镜特征、镜端位置、肠腔长度和弯曲程度等整体状况,应变换体位和进行有效腹部按压。

第三节 高级操作

熟练掌握和应用缩短结肠半月皱襞的基本概念,称高级单人操作者。评估高级操作水平:① 处理简单和复杂肠襻,如 N 襻、M 襻、α 襻(腹侧 α 襻和背侧 α 襻)和 γ 襻等。② 处理乙状结肠顶端(S-top)形成的拐杖现象和结肠冗长症。③ 处理低 BMI、高 BMI、皮下脂肪和内脏脂肪过多被检者。④ 纠正操作医师的不良习惯、解决结肠镜操作困难等。⑤ 在操作过程中腹部按压率由 60% 下降至 5% 以内,甚至不需要助手按压腹部。⑥ 结肠镜抵达盲肠成功率由 90% 上升至 100%。⑦ 有效减少刺激肠壁次数,观察肠黏膜面积增加(80%~90%),进一步缩短操作时间。

一、操作水平

1. 正确处理低 BMI 与高 BMI ① 瘦小者的盆腔脂肪组织较少,结肠镜在肠腔内的活动范围受限,肠腔锐角弯曲较多,易引起肠襻。② 肥胖者的内脏周围堆积了大量脂肪,限制了结肠镜在腹腔内活动的空间,影响旋拉平衡镜身轴。③ 老年肥胖者的腹腔脂肪减少,导致腹腔容积不断增加,张力降低,镜身轴活动范围变大,非固定乙状结肠易形成 N 襻或 α 襻,横结肠形成 α 襻或双 α 襻。处理原则:① 低 BMI 者应降低镜身轴与肠壁黏膜之间的摩擦力。② 高 BMI 者应增加镜身轴与肠壁黏膜之间的摩擦力。

2. 处理镜身轴是否偏离肠腔 力集中在镜身轴周围并难以传导到镜端,引起肠腔过度伸展和肠襻形成,是判断镜身轴偏离肠腔的重要指标;镜身轴未偏离肠腔则反之。

3. 处理结肠冗长和过度伸展 ① 结肠冗长症是结肠在发育过程中因基因再复制所引起的先天性结肠畸形,导致结肠蠕动功能减退,粪便在肠道内停留时间过长伴严重便秘。② 在结肠蠕动功能正常状态下,服用某些药物(如镇静剂等)引起便秘,导致结肠过度伸展。③ 由于操作不当引起镜身轴偏离肠腔,力集中在镜身轴周围,无法传导到镜端,导致结肠过度伸展。

4. 处理髂骨位与盆腔位结肠 变异较大的乙状结肠的表面是否附着肠系膜有着直接关系。髂骨位乙状结肠表面无肠系膜附着,盆腔位乙状结肠表面肠系膜附着。短直斜形乙状结肠进入盆腔,一般不会形成肠襻;向右侧进入腹腔,容易在低位或高位乙状结肠顶端(S-top)形成拐杖现象、N 襻和 α 襻。另外,乙状结肠常受炎症、腹部手术粘连(如子宫切除和卵巢疾病等)、放射线治疗后粘连、体质指数和个体差异等影响,肠腔变异程度随之增大。

二、培训内容

掌握单人操作的基础理论,如增加或降低结肠镜与肠壁黏膜之间的摩擦力、顺时针和

(或)逆时针旋拉平衡镜身轴、缩短结肠半月皱襞距离、结肠弯曲程度、拐杖现象形成、变换体位时机、助手按压腹部、反应性插镜术、粗细径内镜选择、镜端帽辅助、附送水装置和气囊套管辅助内镜等操作过程中的物理现象。

1. **握持镜身角钮**　右手握持镜身轴和左手握持操纵部控制角钮,保持持续并连贯的顺时针和(或)逆时针旋拉平衡镜身轴操作,缩短结肠半月皱襞距离。

2. **正确旋拉平衡**　左手除了控制上下、左右角钮外,还要控制送气和吸引钮,协调右手旋拉平衡镜身轴。利用旋拉平衡镜身轴,把控景深与肠黏膜之间的距离,防止损伤肠黏膜,消除只旋不拉或只拉不旋等不正确的操作。

3. **掌握解袢技巧**　根据肠袢走向特征,熟练掌握解除肠袢技巧。① 解除乙状结肠逆腹侧α肠袢和背侧α肠袢,适合顺时针旋拉解袢。② 解除乙状结肠逆背侧α肠袢和腹侧α肠袢,适合逆时针旋拉解袢。③ 正确处理横结肠背侧α袢、腹侧α袢、双α袢和γ袢等。

4. **处理拐杖现象**　处理 S-top 形成拐杖现象,如低位乙状结肠顶端(S-top)、高位 S-top、多次弯曲乙状结肠、脾曲和肝曲拐杖现象等。

参考文献

[1] 岡本平次,佐竹儀治,Hiromi SHINYA. Shinya式大腸内視鏡検査-S状結腸から下行結腸への挿入法及びスコープの硬さ,弾性についての検討[J]. Gastroenterological Endoscopy,1984,26:531-538.

[2] 徐富星.纤维结肠镜用作结肠息肉的诊断与治疗[J].上海医学,1978,491:27-29.

[3] 殷泙,黄傲霜.双人操作法:下消化道内镜学[M].上海:上海科学技术出版社,2003:108-114.

[4] 工藤进英.大肠内镜治疗[M].沈阳:辽宁科学技术出版社,2007.

[5] 工藤進英.大腸内視鏡挿入法-ビギナーからベテランまで[M].東京:医学書院,1997.

[6] 工藤進英.大腸内視鏡挿入法(第2版)軸保持短縮法のすべて[M].東京:医学書院,2012.

[7] 岩男泰,寺井毅.图解大肠镜单人操作法-基础与应用[M].沈阳:辽宁科学技术出版社,2008.

[8] 张秀斌,武帅,吴善彬,等.单人结肠镜:操作技巧与临床应用[M].济南:山东科学技术出版社,2021.

[9] 陈星.结肠镜单人操作与技巧[M].上海:上海科学技术出版社,2005.

[10] 周殿元,徐富星.纤维结肠镜临床应用[M].上海:上海科学技术出版社,1987.

[11] 藤井隆広.腹壁圧迫によるSD移行部通過法-S-top短縮挿入法[J].消化器内視鏡,2009,21:555-561.

[12] 田尻久雄,齊藤豊.目指せ! 内視鏡診断エキスパート早期消化管癌の診断Q&A[M].東京:南江堂,2011.

[13] 藤井隆広.小腸・大腸これが私の大腸内視鏡検査法-前処置から挿入法まで[J].消化器内視鏡,2011,23:173-181.

[14] 藤井隆広.挿入法を極める-S-topを意識した軸保持短縮法[J].消化器内視鏡,2021,33:1508-1515.

[15] 田村智,田村恵理.S状結腸通過のコツ[J].消化器内視鏡,2019,31:183-189.

[16] 坂本直人,村上敬,福嶋浩文,他.挿入法をきわめる:屈曲部(Junction)を越えられない[J].消化器内視鏡,2024,36:345-350.

[17] Ai M, Yamaguchi T, Odaka T, et al. Objective assessment of the antispasmodic effect of shakuyaku-kanzo-to (TJ-68), a Chinese herbal medicine, on the colonic wall by direct spraying during colonoscopy [J]. World J Gastroenterol, 2006, 12: 760-764.

[18] 陈保伶,张应杰,钟彩玲,等.抑制肠蠕动在结肠镜中的应用研究进展[J].现代消化及介入诊疗,2022,27:919-924.

[19] Amato A, Liotta R, Mulè F. Effects of menthol on circular smooth muscle of human colon: analysis

of the mechanism of action[J]. Eur J Pharmacol，2014，740：295-301.
[20] 郭庆棠,郑奕,龚梅金.电子结肠镜检查术后腹平片诊断结肠冗长症[J].当代医学,2013,19：38-39.
[21] 五十嵐正広.脾・肝彎曲部の通過法[J].消化器内視鏡,2018,30：384-387.
[22] 杉田知実,池原久朝,後藤田卓志.脾彎曲部は右側臥位で越えよ![J].消化器内視鏡,2021,33：400-401.
[23] 藤井政至,植木賢,磯本一.究極の軸保持短縮法マスター—物理現象を理解する[J].消化器内視鏡,2021,33：384-385.
[24] 加藤文一朗,松下弘雄.大腸内視鏡の前処置・挿入法[J].胃と腸,2021,56(増刊号)：716-717.
[25] 藤井隆広.大腸内視鏡挿入法—脾彎曲から回腸末端までの要点[J].消化器内視鏡,2019,31：190-193.
[26] 斎藤豊,牧口茉衣,高丸博之,他.大腸内視鏡挿入法・診断法のスキルアップ[J].消化器内視鏡,2021,33：1502-1507.
[27] 堀田欣一,今井健一郎,伊藤紗代,他.バルーン内視鏡[J].消化器内視鏡,2021,33：1546-1552.
[28] 高丸博之,斎藤豊.左側臥位から仰臥位へのタイミングはいつがベスト?[J].消化器内視鏡,2021,33：388-389.
[29] 池原久朝,草野央,後藤田卓志.RSの越え方[J].消化器内視鏡,2021,33：398-399.
[30] 大塚和朗,竹中健人,小形則之.全小腸観察を可能にするバルーン内視鏡挿入法[J].消化器内視鏡,2019,31：156-160.
[31] Westwood DA，Alexakis N，Connor SJ. Transparent cap assisted colonoscopy versus standard adult colonoscopy：a systematic review and meta-analysis[J]. Dis Colon Rectum，2012，55：218-225.
[32] Tan M，Lahiff C，Bassett P，et al. Efficacy of balloon overtube-assisted colonoscopy in patients with incomplete or previous difficult colonoscopies：a meta-analysis[J]. Clin Gastroenterol Hepatol，2017，15：1628-1630.
[33] Jang HJ. Training in endoscopy：colonoscopy[J]. Clin Endosc，2017，50：322-327.
[34] Lee SH，Park YK，Lee DJ，et al. Colonoscopy procedural skills and training for new beginners[J]. World J Gastroenterol，2014，20：16984-16995.
[35] Moon SY，Kim BC，Sohn DK，et al. Predictors for difficult cecal insertion in colonoscopy：the impact of obesity indices[J]. World J Gastroenterol，2017，23：2346-2354.
[36] Leung JW，Vakulchik VM，Liu J，et al. Water aided colonoscopy without air insufflation — a comparison of suction removal of infused water during withdrawal versus during insertion[J]. J Interv Gastroenterol，2014，4：63-67.
[37] Cadoni S，Leung FW，Radaelli F. Methods and techniques for unsedated colonoscopy：a systematic review[J]. J Interv Gastroenterol，2015，5：25-31.
[38] 许丹,杨幼林.注水式结肠镜检查法的临床研究进展[J].医学综述,2015,21：1277-1278.
[39] 毛廷丽,周思远,赵敏,等.针刺对肠运动的调节作用及其神经机制[J].世界华人消化杂志,2014,22：3780-3785.
[40] Cash BD，Epstein MS，Shah SM. A novel delivery system of peppermint oil is an effective therapy for irritable bowel syndrome symptoms[J].Dig Dis Sci，2016，61：560-571.
[41] Aziz M，Sharma S，Ghazaleh S，et al. The anti-spasmodic effect of peppermint oil during colonoscopy：a systematic review and meta-analysis[J]. Minerva Gastroenterol Dietol，2020，66：164-171.
[42] Sun JW，Sun ML，Li D，et al. Efficacy of acupuncture based on acupoint combination theory for irritable bowel syndrome：a study protocol for a multicenter randomized controlled trial[J].Trials，2021，22：719.

[43] 中野尚子,平山裕,鎌野俊彰,他.腸（S状あるいは横行結腸）が伸びてしまって挿入できない[J].消化器内視鏡,2024,36：351-354.

[44] Kim JH, Choi YJ, Kwon HJ, et al. Colonoscopy insertion in patients with gastrectomy: does position impact cecal intubation time? [J]. Dig Dis Sci, 2022, 67: 4533-4540.

[45] Kim S, Choi J, Kim TH, et al. Effect of previous gastrectomy on the performance of postoperative colonoscopy[J]. J Gastric Cancer, 2016, 16: 167-176.

[46] Eickhoff A, Pickhardt PJ, Hartmann D, et al. Colon anatomy based on CT colonography and fluoroscopy: impact on looping, straightening and ancillary manoeuvres in colonoscopy[J]. Dig Liver Dis, 2010, 42: 291-296.

[47] Clancy C, Burke JP, Chang KH, et al. The effect of hysterectomy on colonoscopy completion: a systematic review and meta-analysis[J]. Dis Colon Rectum, 2014, 57: 1317-1323.

[48] Saito Y, Oka S, Kawamura T, et al. Colonoscopy screening and surveillance guidelines[J]. Dig Endosc, 2021, 33: 486-519.

[49] 坂本直人,村上敬,福嶋浩文,他.挿入法を極める-ループも使いこなせて達人に-[J].消化器内視鏡,2021,33：1516-1521.

[50] 坂本直人,立之英明,村上敬ほか.大腸屈曲部の通過法[J].消化器内視鏡,2016,28：570-575.

[51] 寺井毅.挿入困難を克服する：S状結腸癒着例,憩室多発例,痩せた女性,小柄な女性-長年の経験をふまえたエッセンス-[J].消化器内視鏡,2021,33：1522-1526.

[52] 岩男泰,松本俊亮.挿入困難を克服する-下行結腸非固定例への対応-[J].消化器内視鏡,2021,33：1527-1529.

[53] 中野尚子.挿入困難を克服する-太った患者,横行結腸過長例,結腸右半切除術後癒着例-[J].消化器内視鏡,2021,33：1531-1534.

[54] 河野弘志,上野恵里奈,伊藤陽平,他.過長大腸,肥満の患者[J].消化器内視鏡,2018,30：361-366.

[55] 進藤洋一郎,鶴田修,永田務,他.被検者別の挿入の工夫-過長大腸,痩せた患者,肥満の患者,多発憩室例,開腹術後癒着症例など-[J].消化器内視鏡,2018,28：613-618.

[56] 豊島治,吉田俊太郎,松野達哉,他.PQI/PQLなどの超細径内視鏡[J].消化器内視鏡,2021,33：1542-1545.

[57] Rodrigues-Pinto E, Ferreira-Silva J, et al. (Technically) Difficult colonoscope insertion-tips and tricks[J]. Dig Endosc, 2019, 31: 583-587.

[58] 今枝博之,大庫秀樹,松本悠,他.前処置や前投薬,鎮静[J].消化器内視鏡,2021,33：1565-1568.

[59] 斎藤豊,岡志郎,河村卓二,他.大腸内視鏡スクリーニングとサーベイランスガイドライン[J]. Gastroenterol Endosc, 2020, 62: 1519-1560.

[60] 野崎良一,田淵聡,桑原大作,他.安全で苦痛の少ない大腸内視鏡の前処置[J].消化器内視鏡,2021,33：1011-1018.

[61] 恩田毅,貝瀬満,土生亜美,他.外来内視鏡診療における鎮静薬・拮抗薬の特徴と使い方[J].消化器内視鏡,2021,33：963-971.

[62] 水上健.浸水法[J].消化器内視鏡,2021,33：1569-1571.

[63] Asai S, Fujimoto N, Tanoue K, et al. Water immersion colonoscopy facilitates straight passage of the colonoscope through the sigmoid colon without loop formation: randomized controlled trial[J]. Dig Endosc, 2015, 27: 345-353.

[64] 池松弘朗,新村健介,工藤進英,他.人工知能（AI）を用いた大腸内視鏡検査の最前線—内視鏡挿入の補助[J].胃と腸,2022,57：1291-1297.

[65] Takamatsu T, Endo Y, Fukushima R, et al. Robotic endoscope with double-balloon and double-bend

tube for colonoscopy[J]. Sci Rep, 2023, 13: 10494.

[66] 池松弘朗, 高松利寛, 新村健介. AIを用いた大腸内視鏡の挿入支援技術[J]. 消化器内視鏡, 2023, 35: 1744-1747.

[67] 小林清典. SD junctionが越えられない[J]. 消化器内視鏡, 2022, 34: 406-407.

[68] 鈴木翔, 池原久朝, 後藤田卓志. 脾彎曲から横行結腸へ挿入できない[J]. 消化器内視鏡, 2022, 34: 408-409.

[69] 五十嵐正広. 肝彎曲から上行結腸へ挿入できない[J]. 消化器内視鏡, 2022, 34: 410-411.

[70] 福田將義, 大塚和朗, 岡本隆一. 回盲弁を越えられない[J]. 消化器内視鏡, 2022, 34: 416-417.

[71] 王单, 王健. 重力载荷作用下柔性梁的结构变形与承载力分析[J]. 应用数学和力学, 2021, 42: 611-622.

[72] 陈刚, 邬元富, 李伟, 等. 面向结肠镜软体机器人设计与建模仿真[J]. 重庆理工大学学报(自然科学), 2020, 34: 157-162.

[73] 山本博徳. 小腸鏡と大腸鏡の相違点は? [J]. 消化器内視鏡, 2021, 33: 372-373.

[74] 大塚和朗, 竹中健人, 日比谷秀爾. シングルバルーン内視鏡のコツ[J]. 消化器内視鏡, 2021, 33: 374-375.

[75] 小形典之, 大塚和朗, 工藤進英. 当院における小腸angioectasiaに対するNBI観察の有用性についての検討[J]. Prog Dig Endosc, 2012, 82 (Suppl): S67.

[76] Li XB, Dai J, Chen HM. A novel modality for the estimation of the enteroscope insertion depth during double-balloon enteroscopy[J]. Gastrointest Endosc, 2010, 72: 999-1005.

[77] 高丸博之, 斎藤豊. 左側臥位から仰臥位へのタイミングはいつがベスト? [J]. 消化器内視鏡, 2021, 33: 388-389.

[78] 藤井隆広. 大腸内視鏡挿入法を極める-機器の進化と手技の進歩挿入困難例への対策ワンポイントアドバイスS-topを意識した挿入法-SD junctionの越え方[J]. 消化器内視鏡, 2018, 30: 391-395.

[79] 樫田博史. 挿入困難例克服とっておきのコツ: スコープ選択と体位変換[J]. 消化器内視鏡, 2018, 30: 388-390.

[80] 河村卓二, 小川智也, 碕山直邦ほか. 体位変換と用手圧迫の併用[J]. 消化器内視鏡, 2018, 30: 356-360.

[81] 吉田直久, 井上健, 土肥統. 細やかな腹部圧迫法を併用大腸内視鏡挿入[J]. 消化器内視鏡, 2021, 33: 394-397.